北京胸科医院建院**70** 1955-2025 周年纪念丛书

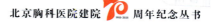

Analysis of Classic Cases of

Chest Tumor

胸部肿瘤

经 典 病 例 评 析

组织编写

首都医科大学附属北京胸科医院

北京市结核病胸部肿瘤研究所

主编

张同梅 胡 瑛 刘志东

中国科学技术出版社

·北 京·

图书在版编目（CIP）数据

胸部肿瘤经典病例评析 / 张同梅, 胡瑛, 刘志东主编 . — 北京 : 中国
科学技术出版社 , 2025. 1. ISBN 978-7-5236-1153-1

Ⅰ. R734

中国国家版本馆 CIP 数据核字第 2024Y6C686 号

策划编辑	靳　婷　延　锦
责任编辑	靳　婷
文字编辑	延　锦
装帧设计	佳木水轩
责任印制	徐　飞

出　　版	中国科学技术出版社
发　　行	中国科学技术出版社有限公司
地　　址	北京市海淀区中关村南大街 16 号
邮　　编	100081
发行电话	010-62173865
传　　真	010-62179148
网　　址	http://www.cspbooks.com.cn

开　　本	889mm×1194mm　1/32
字　　数	122 千字
印　　张	7.25
版　　次	2025 年 1 月第 1 版
印　　次	2025 年 1 月第 1 次印刷
印　　刷	北京盛通印刷股份有限公司
书　　号	ISBN 978-7-5236-1153-1/R · 3385
定　　价	98.00 元

编著者名单

组织编写　首都医科大学附属北京胸科医院 /
　　　　　北京市结核病胸部肿瘤研究所

主　　编　张同梅　胡　瑛　刘志东

副 主 编　马　丽　刘　喆　阮军忠　韩　毅
　　　　　李红霞

编　　委　（以姓氏笔画为序）

　　　　　王子彤　车南颖　刘　慧　刘志东
　　　　　刘树库　闫晓婧　李红霞　张同梅
　　　　　胡　瑛　要鹏韬　侯代伦

编　　者　（以姓氏笔画为序）

　　　　　于大平　王　丰　王　帆　王　冲
　　　　　王　鑫　王子彤　王守正　王春茂
　　　　　王群慧　田翠孟　史　亮　史剑权
　　　　　仝　丽　吕欣娜　刘　洋　刘　颖
　　　　　刘　赞　刘志东　刘秋月　齐　菲
　　　　　阳　苑　苏崇玉　杜　鹃　李　韬
　　　　　李云松　李文胜　李衍冬　李奕霞
　　　　　杨新杰　肖　宁　肖　博　吴卫华
　　　　　吴恩东　宋利伟　张　卉　张　权
　　　　　张　军　张　凯　张　楠　张　鑫

张红梅　陈兆鑫　周世杰　郝东侠

胡范彬　胡明明　钱　哲　高　远

郭丽丽　陶　虹　黄少君　盛舒言

董宇杰　韩　芬　鲁葆华　雷　轩

滕田璐

内容提要

　　本书由首都医科大学附属北京胸科医院的多学科专家团队共同编写，精选了一系列胸部肿瘤相关疾病中的代表性病例，从多学科视角对诊断、鉴别诊断、治疗策略进行了分析与讨论，不仅对病例的临床特征、影像特点、病理诊断、诊疗思路进行了专业且极具针对性的解析，还结合国内外临床及基础研究进展进行了点评与要点归纳，同时提供了典型的影像学图片及相应的病理照片，以期直观呈现相应胸部肿瘤特征，充分体现病例的典型特点。本书病例真实，条理清晰，阐释全面，具有很强的实践指导性，非常适合胸部疾病相关专业医师阅读参考。

前　言

　　恶性肿瘤在全球范围内严重威胁人们的生命健康，是仅次于心血管疾病的第二大疾病死亡原因。2022 年的统计数据显示，肺癌是全球发病率第一的恶性肿瘤，同时也是癌症死因的第一位，给社会、个人及家庭造成了沉重的身心及经济负担。因此，肺癌的早期发现、诊断和治疗有重要意义。

　　首都医科大学附属北京胸科医院在胸部疾病的诊疗、科研、教学和预防方面独具特色，拥有丰富的临床经验和科研能力，有长期大量的病例积累和丰富的经验。随着循证医学的不断进步和完善，胸部恶性肿瘤（尤其是肺癌）的诊疗也在不断更新，对实践病例的展示可以体现对疾病认识和诊治的演变过程，能更好地体现诊疗细节，因此编写一部可供实践参考的病例集非常必要。

　　本书聚焦于胸部肿瘤的诊治，汇聚了首都医科大学附属北京胸科医院多个学科的典型病例，将胸部疾病相关的诊断、鉴别诊断及诊疗思路转归、治疗理念转化融入一个个鲜活的病例当中，具有重要的临床意义及社会价值。诊疗团队对近年来的典型病例进行了整理回顾，收集了来自结核科、感染科、肿瘤科、胸外科、影像科、病理科等多个科室的众多疑难特殊病例，专家组针对病例进行了精读、讨论和点评，通过大量文献展示了所涉及的知识背景，然后整理汇编成书，旨在向各位关注胸部相关疾病（尤其是胸部肿瘤）的同行分享来自首都医科大学附属北京胸科医院的经验及教训，为关注此领域的专业人士提供一些启发和线索，为精准诊疗提供参考和依据，为胸部疾病诊疗贡献力量。

　　本书通过对胸部肿瘤经典病例的展示和深入评析，为医学专业人士提供实践经验和思路，帮助读者增进对这些疾病的认识与理解。作者团队不仅注重病例的选择和分析，更注重对胸部肿瘤相关知识的普及和传播。书中病例均配有详细的点评及讨论，旨在引导读者深入思考，进而更好地理解和掌握胸部肿瘤的诊疗知识。书中所述集理论与实践、专业与科普于一体，内容全面深入，涵盖了胸部肿瘤诊治的各个方面，包括病因、临床表现、诊断方法、治疗手段及预防措施等内容，充分体现了首都医科大学附属北京胸科医院对胸部疾病的整体综合诊治能力。

　　肿瘤相关专业知识和诊疗技术在不断发展更新，在编写过程中，我们力求病例内容和诊治信息的真实性、准确性、完整性和时效性，但限于篇幅，书中收录的病例不能囊括所有胸部肿瘤相关疾病，点评部分也是基于专家自身的工作背景和经验，可能存在一些偏颇或欠妥之处，欢迎同道批评指正，以期再版时做得更好。

张何杨　胡瑛　刘志东

目　录

病例 1
双肺多原发肺腺癌的诊治

【病例介绍】

患者女性，62 岁。体检发现双肺结节影入院。

1. 现病史 患者入院前 1 个月因体检发现双肺结节影，无咳嗽、咳痰，无发热，无声音嘶哑，无乏力、气短、消瘦，胸部 CT 见双肺可见多发磨玻璃结节影，左肺上叶见毛刺及胸膜牵拉。自发病以来，患者精神状态良好，食欲良好，体重无明显变化，二便正常。

2. 既往史 既往体健，否认肝炎、结核病史，否认高血压、心脏病、糖尿病、脑血管病等病史；否认药物过敏史。

3. 个人史 无吸烟、饮酒史。

4. 家族史 否认冠心病、高血压、糖尿病、肿瘤和遗传性疾病家族史。

5. 体格检查 生命体征平稳，美

双肺多原发肺腺癌第一次手术切除左上肺病灶，因 EGFR 19DEL（+）行一代酪氨酸激酶抑制药（tyrosine kinase inhibitor，TKI）靶向治疗，左下肺病灶缩小，右上肺病灶原发性耐药，符合多原发肺腺癌的特点。第二次手术切除右上肺病灶，因 EGFR T790M/19DEL（+）行三代 TKI 治疗，左下肺病灶继发性耐药，符合三代 TKI 后线治疗的特点。

国东部肿瘤协作组（Eastern Cooperative Oncology Group，ECOG）评分 0 分，浅表淋巴结未触及肿大，双肺呼吸音清，未闻及干湿啰音，心率 82 次 / 分，律齐，无杂音，腹平软，肝脾肋下未触及，无压痛、反跳痛。双下肢无水肿。

6. 辅助检查 血常规、肝肾功能及凝血功能正常。血肿瘤标记物均在正常范围（CEA 3.31ng/ml，NSE 10.58ng/ml，pro-GRP 54.12pg/ml，SCC 0.41ng/ml，CYFRA21-1 1.77ng/ml）。心电图示窦性心律，大致正常心电图。气管镜检查，支气管镜检查未见异常。胸部 CT 示双肺多发大小不等磨玻璃密度结节影，密度不均，部分病变与邻近胸膜粘连（图 1-1）。双肺散在斑片及索条影。双侧各叶、段支气管开口畅。

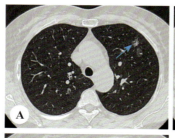
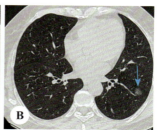
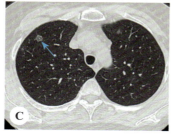

▲ 图 1-1 治疗前胸部 CT
A. 左上肺病变；B. 左下肺病变；C. 右上肺病变

胸部肿瘤经典病例评析

增强扫描纵隔未见明显肿大淋巴结。

7. 诊疗经过　患者于 2019 年 5 月 7 日行左肺上叶结节楔形切除术，术后病理：左肺上叶病灶大小为 1.4cm×1.5cm×1.6cm，浸润性腺癌（贴壁 50%+乳头 50%）。支气管断端未见癌，弹力纤维染色提示未见胸膜侵犯（PL0）。免疫组织化学结果：CK7（+），TTF-1（+），Napsin-A（+），Her-2（0），PD-L1（0）。PCR 法基因检测：EGFR 19DEL（+）。

结合目前结果考虑患者：①左肺上叶腺癌（$T_{1b}N_0M_x$）EGFR 19DEL（+）左肺下叶转移 OR 原发？②右肺上叶原发癌可能性大。2019 年 5 月 14 日开始埃克替尼治疗。2019 年 12 月复查胸部 CT：左肺下叶病灶较前缩小，右肺上叶病灶略饱满。2021 年 3 月 5 日复查胸部 CT：左肺下叶病灶继续缩小，右肺上叶病灶明显增大（图 1-2）。

患者于 2021 年 3 月 9 日在全麻行 VATS 右肺上叶病变楔形切除术 + 淋巴结采样术。术后病理提示，右肺上叶病灶大小为 1cm×0.8cm×0.8cm，浸润性腺癌（腺泡型 65%，乳头型 20%，贴壁型 15%），未见脉管癌栓及气腔播散，切缘未见癌，第 3A 组淋巴结未见转移（0/2），弹力纤维染色提示未见胸膜侵犯（PL0）。免疫组织化学结果：CK7（+），CKpan（+），TTF-1（+），Napsin-A（+），P40（-），CK5/6（-），PD-L1（0）。术后 PCR 法基因检测：EGFR T790M/19DEL（+）。

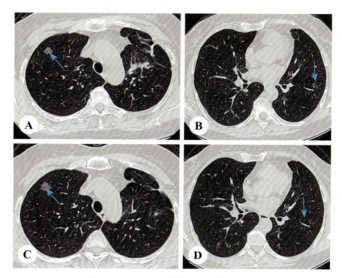

▲ 图 1-2　埃克替尼治疗后的胸部 CT

A-B. 埃克替尼治疗 7 个月后，右肺上叶病变较前略饱满（A），左肺下叶病变较前缩小（B）；C-D. 埃克替尼治疗 22 个月后，右肺上叶病变继续增大（C），左肺下叶病灶继续缩小（D）

8. 更新诊断　①左肺上叶腺癌（$T_{1b}N_0M_x$，　IA 期）EGFR 19DEL（+），左肺下叶癌原发可能性大；②右肺上叶腺癌（$T_{1a}N_0M_x$，　IA 期），EGFR T790M/19DEL（+）。

9. 后续治疗　2021 年 3 月 16 日开始口服阿美替尼治疗，病灶基本同前。2023 年 4 月 12 日复查胸部 CT 示左肺下叶病变增大（图 1-3）。

【难点分析】

本例为双肺多原发肺腺癌，先行左肺病变切除

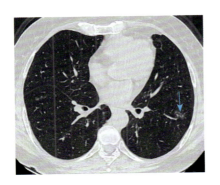

◀ 图 1-3 阿美替尼靶向治疗后的胸部 CT

阿美替尼治疗 1 个月后，左肺下叶病变增大

术，术后根据基因检测结果行一代 EGFR-TKI 埃克替尼靶向治疗，左肺病变明显缩小，符合 EGFR 突变的肺腺癌经一代 TKI 治疗后的病变演变特点。但右肺病变逐渐增大，22 个月后明显增大，表现为原发性耐药。行右肺病灶切除术，术后基因检测 EGFR T790M/19DEL（+），此基因状态可以解释为何该病灶对一代 EGFR-TKI 不敏感。根据检测结果改用三代 EGFR-TKI 阿美替尼靶向治疗，25 个月后疾病进展。整个治疗过程符合 EGFR 突变的肺腺癌靶向治疗的演进规律，此病例为多原发肺癌的诊治提供了一种参考。

【专家点评】

本例肺癌病例具有几个特点：①诊断具有一定难度，综合分析为多原发肺癌；②携带驱动基因突变；③接受 2 次手术治疗。

患者为老年女性，首次就诊即发现双肺多发

磨玻璃结节影，无症状。考虑肺癌可能性大，行左肺上叶结节楔形切除术，病理为浸润性腺癌（贴壁50%），EGFR 19DEL（+），当时无法确定双肺其他病灶是多原发还是转移。予一代EGFR-TKI埃克替尼靶向治疗后，左下肺病变缩小，右上肺病变缓慢增大，表现出肿瘤的异质性。埃克替尼治疗22个月后右上肺病灶明显增大，行右上肺病灶切除术，术后病理为浸润性腺癌（腺泡型65%），EGFR T790M/19DEL（+）。左上肺与右上肺病变的病理亚型不同、基因状态不同，左下肺病变与右上肺病变对埃克替尼靶向治疗的反应截然不同，根据多原发肺癌的诊断标准，可判断此病例为双肺多原发肺癌。可诊断此病例为双肺多原发肺癌。尽管T790M突变是常见的继发耐药机制，而很少作为原发耐药的原因，但本例患者影像看，右上肺此病灶从未表现出对埃克替尼治疗的反应，持续缓慢增大，左下肺病灶持续缓解，符合多原发癌特征，用肿瘤异质性不能完全解释。右上肺病变的基因检测结果具有很大的干扰性，增加了诊断难度。

治疗方面，该患者接受了两次手术治疗，符合多原发肺癌首选手术的基本治疗原则。根据两次手术的分子病理结果分别给予一代、三代TKI靶向治疗，获得了22个月、25个月的PFS，生存时间已达到47个月。目前左下肺病灶对三代TKI奥希替尼已表现出耐药，下一步治疗是再次手术、局部放疗还是内科治疗，可根据患者意愿来决定。

总体来说，该病例肺腺癌诊断明确，但分期有一定难度，最后判定为多原发肺癌，治疗较为规范、积极，获得了较为满意的疗效。

【病种介绍】

双肺多原发肺癌（multiple primary lung cancer，MPLC）于 1924 年首次报道，是指在肺内同时或先后发现≥2 个原发性肺癌病灶，这些病灶在解剖上是分离的，在起源上是独立的。MPLC 在肺癌中的发生率为 0.4%～20%，病理类型以腺癌为主。根据两次诊断的时间间隔，MPLC 分为同时性多原发肺癌（synchronous multiple primary lung cancer，sMPLC）与异时性多原发肺癌（metachronous multiple primary lung cancer，mMPLC）两类，时间间隔通常以 6 个月为准。由于此病例为 sMPLC，故本文主要介绍 sMPLC 的相关内容。

目前常用的 sMPLC 诊断标准是 1975 年由 Martini 和 Melamed 提出的（或简称 M-M 标准）：①各病灶之间相互独立；②各病灶之间组织学类型不一致；③组织学类型一致但生长于不同肺叶和（或）肺段时，各病灶的原位癌起源不同，共同的淋巴引流区域内和肺外均无转移。但有时 sMPLC 的诊断仍具有一定难度，如当 MPLC 的多个病灶病理均为腺癌时，很难将 MPLC 与肺癌肺内转移进行鉴别。近年来多位学者和组织对诊断标准进行了优化、补充与更新，在原来标准的基础上加入了组织形态学、影像学、分子特征等内容。组织形态学方面，若肿瘤的主要组织学亚型不同，或者组织学亚型相同但细胞和基质特征不同，则将视为 MPLC。影像学方面，一般认为含纯磨玻璃结节的多灶性肺癌可以简单地认为是放射性 MPLC；PET-CT 测定不同肿瘤病灶的标准摄取值（standardized uptake value，SUV）差异值，sMPLC 患者的 SUV 差异值明显高于转移患者；人工智能算法有助于鉴别 MPLC 或肺内转移癌。在分子遗传学方面，采用二代测序技术（next generation sequencing，NGS）进行多基因检测，如果多个肿瘤具有不同的基因突变，那么提示为 MPLC，如果它们共享一个共同的基因突变，则提示为转移性的；DNA 甲基化、染色体重排、癌症相关蛋白质等检测有助于鉴别 MPLC 与肺内转移癌。

由于多数 MPLC 患者诊断时为早期，因此手术是首选的治疗方法。总体来说，sMPLC 手术治疗的预后尚可。研究表明，在双侧 sMPLC、同时性多原发非小细胞肺癌及病灶数量≥3 个的 sMPLC 的分析中，手术治疗仍可获得较好的预后。在完整切除病灶及患者肺功能允许的情况下，同期亚肺叶切除术可作为优先选择。年龄、性别、病灶大小、肿瘤分期、吸烟史及无瘤间隔时间都是影响手术患者预后的因素。

立体定向放疗适用于心肺储备差无法耐受手术的 MPLC 患者，能够实现长期生存和良好的肿瘤控制，对 Ⅰ 期非小细胞肺癌患者，该疗法与手术治疗的疗效无明显差异，但对原位癌与微小浸润病灶则难以确定靶区剂量。化疗对 Ⅰ 期 MPLC 患者疗效不确切，对 Ⅱ 期或 Ⅲ 期患者则是应考虑的术后辅助治疗方法。新辅助免疫治疗 MPLC 仅有极少数小样本量的报道或尚未公布结果的临床研究，其疗效尚不确定，但作为局部进展期肺癌治疗的一种新方法，仍然值得期待。

对于携带 EGFR 突变的 MPLC 患者，靶向治疗可作为主病灶切除术后辅助治疗的选择。由于无法对所有病灶进行切除活检和基因检测，单个切除病灶的分子病理检测结果又不能完全反映肺内所有病灶的分子病理特征，因此不同病灶对 EGFR-TKI 的疗效很可能不一致。靶向治疗可能使不同克隆的病灶出现原发性或继发性耐药。本例患者即出现了这种情况，使用一代 EGFR-TKI 后左下肺病灶明显缩小，但右上肺病变从未缩小，一直在缓慢增大，22 个月后评价疾病进展，表现为原发性耐药。尽管 EGFR-TKI 靶向治疗对 MPLC 患者的疗效算不上非常完美，但仍是 EGFR 突变患者相对理想的治疗选择。本例患者一代 TKI 的 PFS 约为 22 个月，三代 TKI 的 PFS 约为 25 个月，目前总生存时间长达 47 个月。

肿瘤分期是影响 MPLC 预后的因素。IASLC 于 2017 年规定，多病灶间无相似特征的 MPLC 应该按各病灶分别进行 TNM 分期；T 分期应为最大病灶的分期，多病灶共用一个 N 分期。这避免了把其他原发病灶当作转移灶、按晚期对待、错过手术机会的局面，也将使预后大为改观。一项前瞻性研究表明，结节大小是影响预后的唯一因素，T>3cm 的患者 5 年生存率为 62.3%，T≤3cm 的 5 年生存率为 85.9%。

MPLC 的诊断以 M-M 标准为主，结合影像、病理、分子检测等结果综合判定，NGS 多基因检测将表现出巨大潜力。手术切除是早期患者的治疗首选，立体定向放疗可作为手术的替代治疗，靶向治疗是驱动基因突变患者的重要治疗选择，免疫治疗值得期待。TNM 分期是影响预后的因素。如何尽可能获得多个病灶的分子病理信息，制订更加精准的治疗方案，是需要进一步研究的问题。

【诊疗过程】

以下为本例患者的具体诊疗过程。

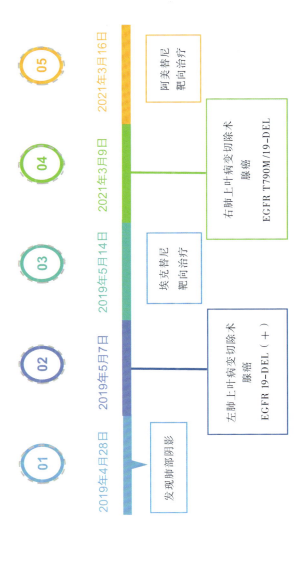

病例1 双肺多原发肺腺癌的诊治

参考文献

[1] Beyreuther H. Multiplicität von Carcinomen bei einem Fall von sog. "Schneeberger" lungenkrebs mit Tuberkulose [J]. *Virchows Arch Pathol Anat Physiol Klin Med*, 1924, 250(1):230–243.

[2] Murphy S J, Aubry M C, Harris F R, et al. Identification of independent primary tumors and intrapulmonary metastases using DNA rearrangements in non-small-cell lung cancer [J]. *J Clin Oncol*, 2014, 32(36):4050–4058.

[3] Martini N, Melamed M R. Multiple primary lung cancers [J]. *J Thorac Cardiovasc Surg*, 1975, 70(4):606–612.

[4] Chen T F, Xie C Y, Rao B Y, et al. Surgical treatment to multiple primary lung cancer patients: a systematic review and metaanalysis [J]. *BMC Surg*, 2019, 19(1):185.

[5] 温敬利, 王馨雨, 顾书君, 等. 多原发肺癌临床诊治进展 [J]. 中华结核和呼吸杂志, 2022, 45(8): 826–834.

[6] Chen C, Wu Z, Wu Z, et al. Therapeutic method for earlystage second primary nonsmall lung cancer: analysis of a populationbased data base [J]. *BMC Cancer*, 2021, 21(1):666.

[7] Shirvani S M, Jiang J, Chang J Y, et al. Lobectomy, sublobar resection, and stereotactic ablative radio therapy for early-stage non-small cell lung cancers in the elderly [J]. *JAMA Surg*, 2014, 149(12):1244–1253.

[8] Wang H, Hou J, Zhang G, et al. Clinical characteristics and prognostic analysis of multiple primary malignant neoplasms in patients with lung cancer [J]. *Cancer Gene Ther*, 2019, 26(11–12):419–426.

[9] Yu Y C, Hsu P K, Yeh Y C, et al. Surgical results of synchronous multiple primary lung cancers: similar to the stage matched solitary primary lung cancers? [J]. *Ann Thorac Surg*, 2013, 96(6):1966–1974.

病例 2
双肺鳞癌综合治疗

【病例介绍】

患者男性，75 岁。主诉间断咳嗽 2 年余。

1. 现病史 患者 2 年前无明显诱因出现咳嗽，2021 年 3 月 11 日就诊于我院，查胸部 CT 平扫提示双肺多发占位，纵隔淋巴结肿大，双侧胸膜增厚（图 2-1）。2021 年 3 月 22 日行右肺穿刺活检提示鳞状细胞癌；VENTANA 结果示 PD-L1 22C3（＜1%）。2021 年 3 月 29 日行左肺上叶团块穿刺活检提示鳞状细胞癌伴坏死；VENTANA 结果示 PD-L1 22C3（80%）。左肺上叶团块穿刺活检组织送检 NGS 基因检测提示 *TP53* 突变。

2. 既往史 高血压 10 余年，血压最高 180/120mmHg。口服厄贝沙坦氢氯噻嗪、硝苯地平等药物降压治疗。

对于高龄、病情复杂的局晚期 NSCLC 患者，需要采用多学科诊疗模式，结合肿瘤内科、外科、放疗科、影像科、病理科多学科的力量，快速为患者确诊并且结合每一个患者的具体情况选择创伤最小，患者最能获益的治疗方式。

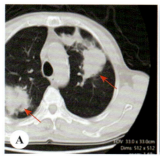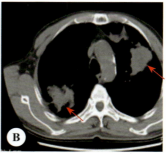

▲ 图 2-1 基线胸部 CT 提示双肺团块影。肺窗（A），纵隔窗（B）

否认结核、疟疾病史；否认心脏病史；否认糖尿病、脑血管疾病、精神疾病史；否认手术、外伤、输血史；海鲜过敏，过敏反应为全身瘙痒；预防接种史不详。

3. 家族史 否认冠心病、高血压、糖尿病、肿瘤和遗传性疾病家族史。

4. 体格检查 体温 36.5℃，脉搏 76 次 / 分，呼吸 18 次 / 分，血压 134/84mmHg。神清，精神可。全身浅表淋巴结未触及肿大。心肺腹查体未见明显异常体征。

5. 辅助检查 2021 年 3 月胸 CT：左肺上叶及右肺见较大团块影，边缘可见分叶及毛刺，内部密度不均，周围见片状影，纵隔 4R 及 5 区淋巴结肿大，双侧胸膜局限性增厚。双肺多发微结节。腹部 CT、脑 MRI、骨扫描未见明确其他部位转移。气管镜：镜下未加明显异常；刷检可疑癌细胞。

6.诊断 ①左肺上叶鳞癌（$cT_4N_2M_0$，ⅢB 期），左肺内转移纵隔淋巴结转移；②右肺上中叶鳞癌（$cT_3N_2M_0$，ⅢB 期）纵隔淋巴结转移；③双侧胸膜增厚；④高血压 3 级（极高危组）。

7.诊疗经过 2021 年 4 月—2021 年 9 月行化疗联合免疫治疗 *6 周期，具体剂量为白蛋白结合型紫杉醇 200mg d1，d5+ 顺铂 60mg d1，40mg d2，替雷利珠单抗 200mg d1/q21d。最佳疗效为部分缓解（partial response，PR；图 2-2）。

6 周期治疗结束 1 个月（2021 年 10 月）复查胸部 CT 提示左肺下叶肺部感染。予抗感染治疗，并停用免疫治疗 1 次，后继续予替雷利珠单抗 200mg 维持治疗 2 次。免疫维持阶段患者颜面部出现散在暗色皮疹，不伴瘙痒，考虑为免疫相关性皮炎，分级 1 级，予外用激素类药物后好转。

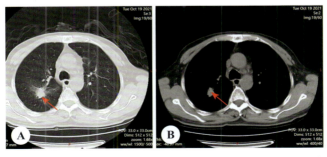

▲ 图 2-2 化疗联合免疫治疗方案 6 周期后胸部 CT（A）肺窗，（B）纵隔窗

2022 年 1 月患者无明显诱因出现咳嗽、咳痰、气短等症状，复查胸部 CT 提示双肺多发斑片影新出现（图 2-3），考虑免疫相关性肺炎，2 级。暂停替雷利珠单抗，并给予甲泼尼龙治疗并逐渐减量，双肺炎症逐渐吸收，但左肺上叶病灶较前增大（图 2-4）。遂行全身 PET-CT 检查：右肺上叶后段、左肺上叶尖后段高代谢，病变仍有明显肿瘤代谢，双

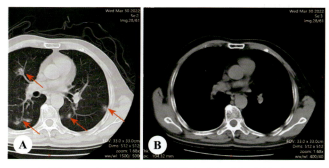

▲ 图 2-3　免疫治疗维持阶段出现免疫相关性肺炎

A. 肺窗；B. 纵隔窗

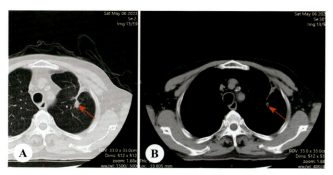

▲ 图 2-4　左肺上叶病灶出现进展

A. 肺窗；B. 纵隔窗

胸部肿瘤经典病例评析

肺门淋巴结转移不能完全除外，余未见明显转移。我们为患者制定了双病灶体部立体定向放射治疗（stereotactic body radiation therapy，SBRT）的方案。患者于 4 个月余前开始先后予患者行左肺上叶病灶 SBRT（50Gy/5 次）及行右肺上叶病灶 SBRT（56Gy/8 次）。放疗完成 1 个月后复查头胸腹 CT 示，左肺上叶病灶较前明显缩小，右肺上叶病灶较前无明显变化，余部位未出现新病灶（图 2-5）。后继续免疫维持治疗，目前定期复查疾病稳定。

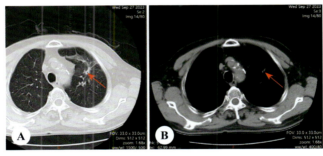

▲ 图 2-5　双肺进行立体定向放射治疗后病灶缩小
A. 肺窗；B. 纵隔窗

【难点分析】

患者老年男性，慢性病程。以"咳嗽，活动后喘憋"为首发症状，CT 发现双肺占位。右肺病变穿刺提示鳞癌，PD-L1＜1%。左肺病变穿刺提示鳞癌 PD-L1 80%。结合患者胸部 CT 表现和病理特征，诊断为双原发肺鳞癌可能性大，分期均为ⅢB期，不完全除外肿瘤异质性引起 PD-L1 差异。

经 MDT 会诊，患者高龄，既往长期大量吸烟史，肺功能差，不能耐受手术和根治性同步放化疗的条件。基于 RATIONALE307 研究中ⅢB～Ⅳ期初治肺鳞癌患者接受替雷利珠单抗联合紫杉醇＋含铂方案一线治疗的优越数据（相较于单纯化疗），我们为该患者制定了替雷利珠单抗联合白蛋白结合型紫杉醇＋卡铂治疗方案，达到 PR 疗效，缓解持续时间（DoR）达 24 个月。虽然患者在免疫治疗维持阶段出现了 2 级免疫相关性肺炎，经过积极处理后相关症状很快改善，影像学恢复。患者肿瘤出现进展时，经 PET-CT 证实为寡进展 / 残留，我们为这名患者制订了双原发病灶 SBRT 方案，在保证患者生活质量的情况下再次取得了不错的疗效。

【专家点评】

近年来，免疫治疗取得的突破性进展在肺癌治疗中具有里程碑式的意义。有一项 RATIONALE307 研究显示，对于ⅢB～Ⅳ期初治肺鳞癌患者，替雷利珠单抗无论联合白蛋白紫杉醇＋卡铂还是联合紫杉醇＋卡铂，相较于紫杉醇＋卡铂单纯化疗方案，联合治疗均显著延长了主要终点中位无进展生存期（PFS）[7.6 个月 vs. 5.5 个月，风险比（HR）=0.48，$P<0.0001$；7.6 个月 vs. 5.5 个月，HR=0.52，$P=0.0001$]，显著降低疾病进展风险 52% 和 48%。在

疗效的稳定性方面，替雷利珠单抗联合白蛋白紫杉醇＋卡铂组和联合紫杉醇＋卡铂组中位缓解持续时间（DoR）分别长达 8.6 个月和 8.2 个月，相较于单纯化疗组（4.2 个月）延长了近 1 倍，且总体安全性和耐受性均良好。这名患者也从这种联合治疗模式中获益，但免疫治疗的常见不良反应，免疫相关性肺炎的出现导致了免疫维持治疗无法顺利进行。在这个患者出现疾病进展后，体部立体定向放射治疗，作为一种短程大剂量的治疗方式，非常适合于这名患者这种高龄，疾病只在肺内出现局部进展的情况，疗程短，效果好，拥有很大的治疗优势。

【病种介绍】

肺癌在中国是发生率和致死率最高的癌症。多数患者在初诊时已为晚期，能接受根治性手术的患者仅占 25%～30%。非小细胞肺癌（non-small cell lung cancer，NSCLC）约占肺癌总数的 80%。鳞癌和腺癌是非小细胞肺癌最主要的两种病理类型，肺鳞癌约占非小细胞肺的 30%。其中，肺鳞癌早期症状隐匿，大多数患者确诊时已是晚期，且肺鳞癌常发生于老年人、原发病灶常为中央型，治疗难度大，中位生存期比其他非小细胞肺癌亚型患者短约 30%，晚期肺鳞癌患者的 5 年生存率仅为 5%。双原发肺鳞癌更少见，治疗难度增加，临床诊断一般根据胸部 CT 和病理表现，综合诊断，分别评估分期和给出治疗建议。根据来自多个研究的 A 级证据，一致认为晚期肺鳞癌患者可从 PD-1/PD-L1 抑制药中获益，且不良反应可控。无论是一线或二线治疗，对于肺鳞癌患者的治疗方案选择上都应考虑到免疫治疗带来的获益。

【诊疗过程】

以下为本例患者的简要诊疗过程。

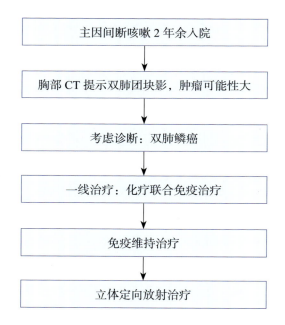

参考文献

[1] Wang J, Lu S, Yu X, et al. Tislelizumab Plus Chemotherapy vs Chemotherapy Alone as First-line Treatment for Advanced Squamous Non-Small-Cell Lung Cancer: A Phase 3 Randomized Clinical Trial [J]. *JAMA Oncol*, 2021, 7(5):709–717.

[2] Thompson J A, Schneider B J, Brahmer J, et al. Management of Immunotherapy-Related Toxicities, Version 1. 2022, NCCN Clinical Practice Guidelines in Oncology [J]. *Journal of the National Comprehensive Cancer Network*, 2022, 20(4):387–405.

[3] Espenel S, Chargari C, Blanchard P, et al. Practice changing data and emerging concepts from recent radiation therapy randomised clinical trials [J]. *Eur J Cancer*, 2022, 171:242–258.

病例 3
多原发 EGFR 敏感突变肺腺癌的综合治疗

该病例记录了驱动基因突变阳性肺腺癌患者伴随疾病进展出现的不同的耐药机制。EGFR-TKI 耐药后的治疗仍需找到更多办法，必须精准区分不同耐药机制，针对具体耐药机制做出针对性选择，凸显出精准治疗的重要性。

【病例介绍】

患者男性，40 岁。发现右肺占位 1 月余。

1. 现病史 患者 1 月前（2018 年 6 月）体检发现右肺上叶团块影，恶性可能大，双肺弥漫性结节斑片影，纵隔及右肺门淋巴结肿大，考虑转移可能，双侧胸膜增厚（图 3-1）。无发热、咳嗽、咳痰，无咯血、声嘶，无盗汗及体重减轻等症状。发病来，饮食睡眠可，二便正常，体重未见明显变化。

2. 既往史 高血压 12 年，最高达 180/120mmHg，近期服用苯磺酸氨氯地平，血压控制可。20 余年前曾行阑尾切除术。对青霉素过敏，预防接种史不详。

3. 个人史及家族史 无特殊。

4. 化验检查 血 CEA 6.90ng/ml。

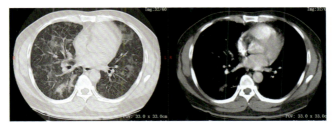

▲ 图 3-1　基线胸部 CT 检查显示双肺弥漫性结节，考虑恶性，肺癌肺转移可能；右肺上叶团片状致密影，原发灶可能，纵隔及右肺门淋巴结肿大，转移可能

5. 诊疗经过　2018 年 7 月行肺穿刺活检，病理提示（右肺上叶）腺癌；IHC：cMET（+），PD-L1（-）；基因检测：EGFR-19DEL 突变。同时完善分期检查，诊断为：右肺上叶腺癌 TNM。

2018 年 7 月开始一线奥希替尼 80mg qd，最佳疗效达 PR，双肺转移结节多数消失（图 3-2）。门

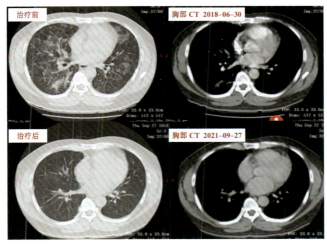

▲ 图 3-2　一线奥西替尼治疗前后胸 CT 对比

病例 3　多原发 EGFR 敏感突变肺腺癌的综合治疗

诊定期随访。2020 年 3 月复查胸 CT 提示：左上叶、下叶及右肺上中叶、下叶新出现转移结节，右肺上叶前段片状淡絮影较前加重；评价 PD，PFS1=20 个月（图 3-3）。

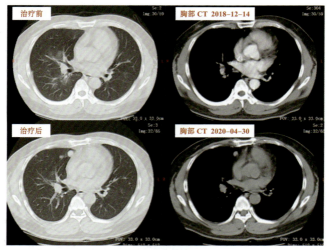

▲ 图 3-3　一线奥希替尼最佳疗效及耐药时胸 CT

2020 年 3 月行 CT 引导下右肺中叶病变穿刺活检，病理：（右中叶）腺癌，PD-L10；NGS：EGFR 19-DEL，EGFR C797s。考虑 EGFR C797S 引起奥希替尼继发耐药。2021 年 3 月 18 日开始二线达可替尼 45mg qd，最佳疗效 SD。2021 年 5 月 11 日复查胸 CT：右肺上叶病变局部缩小，右肺中下叶纵隔旁病变增大，肺内结节部分增大；右侧部分支气管管腔狭窄、闭塞，较前加重；右肺门及纵隔淋巴结转移较前增大，考虑 PDPFS2=2 个月（图 3-4）。

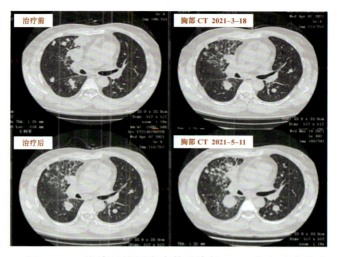

▲ 图 3-4 二线达可替尼治疗前后胸部 CT，右上肺癌并肺内转移，右肺上叶病变局部缩小，右肺中下叶纵隔旁病变增大，肺内结节部分增大。右肺小叶间隔增厚，癌性淋巴管炎大致同前；右肺门及纵隔淋巴结转移，部分淋巴结较前增大

2021 年 5 月 17 日再次肺穿刺活检病理仍示肺腺癌，NGS：RET 融合，EGFR 19DEL 及 EGFR C797S 突变。三线治疗方案制定为一代 TKI 联合化疗的策略：2021 年 6 月 3 日开始行埃克替尼联合培美曲塞＋奈达铂方案，每 3 周 1 次。2 周期后复查示双肺部分病变较前缩小，部分病变较前增多、增大。考虑存在疗效分离现象（图 3-5）。2021 年 7 月复查胸部 CT 示病变较前进展。PFS3＝0。

针对进展病灶，再次行 CT 引导下肺穿刺活检，NGS 结果回报：RET（CCDC6-RET）-1.1736/NDF，EGFR 19DEL 突变（图 3-6）。给予四线治疗方案：

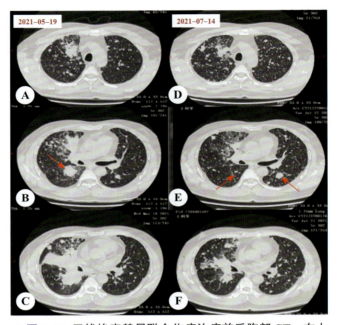

▲ 图 3–5　三线埃克替尼联合化疗治疗前后胸部 CT：右上肺癌并肺内转移，右肺门及纵隔旁病变较前缩小，双肺少部分病变较前缩小，多数病变较前增多、增大；右肺门及纵隔淋巴结转移，部分淋巴结较前缩小，存在疗效分离

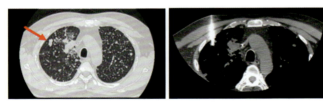

▲ ▲图 3–6　2021 年 7 月进展病灶再次肺穿刺活检；NGS：RET（CCDC6-RET）-1.1736/NDF，EGFR 19DEL

普拉替尼 400mg + 阿美替尼 110mg qd，复查肺内病变较前明显好转，评价 PR（图 3-7）。因Ⅲ度转氨酶及肌酸激酶升高，停阿美替尼普拉替尼调量至 200mg qd 治疗。

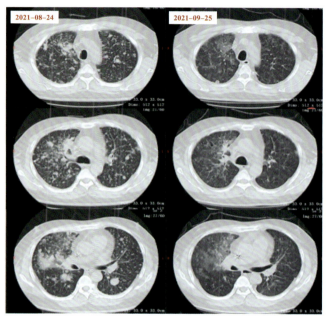

▲ 图 3-7　四线普拉替尼 + 阿美替尼治疗前后 CT，双肺结节明显缩小，疗效评价 PR

2022 年 7 月出现胸闷，化验提示三系减少：白细胞 1.38×10^9/L，血红蛋白 82g/L ↓，血小板 20×10^9/L，红细胞 2.39×10^{12}/L ↓；予 G-CSF 及 TPO 治疗效果不佳。肿瘤标志物：CEA 7.29ng/ml，pro-GRP 83.91pg/ml，CYFRA21-1 17.80ng/ml。给予

积极支持对症治疗，胸腔穿刺，胸水包埋病理：小细胞癌区域：CKpan（－），TTF-1（＋），Napsin-A（－），p40（－），CK5/6（－），CD56（＋），Syn（＋），CgA（－），CEA（－），Ki67（100%）。考虑肺腺癌小细胞转化诊断明确（图3-8）。

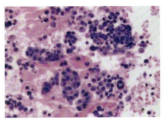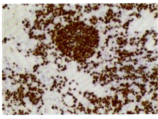

▲ 图3-8　胸腔穿刺引流，胸腔积液沉渣包埋提示肺腺癌小细胞转化

患者目前诊断：右上肺腺 $T_4N_2M_{1a}$ Ⅳ 期 EGFR 19DEL RET（＋），小细胞肺癌转化。患者 PS 3 分，不具备全身治疗条件，家属放弃进一步治疗，支持对症治疗后出院。

【难点分析】

该病例为中年男性，驱动基因阳性晚期肺腺癌，每次疾病进展后均行再活检明确耐药机制中出现了 EGFR C797S、RET 融合、小细胞表型转化。

在接受一线奥希替尼治疗的患者中，约有 7% 的患者出现三级 C797S 突变导致耐药性产生；在接受二线奥希替尼治疗的耐药患者中，10%～26% 的患者出现三级 C797X 突变产生耐药性。797X 会有三种模式。①单 C797S 突变，这种情况采用一二代 EGFR-TKI 就可以了；② C797S/T790M 顺式突变，采用布格替尼＋西妥昔单抗；③ C797S/T790M 反式突变，采用一代 EGFR-TKI＋ 三代。本例患者首先出现单 C797S 突变，故将治疗调整为二代 TKI 达可替尼。随后出现了第二种耐药机制，即旁路激活，通过激活 EGFR 通路以外的旁路，刺激肿瘤生长繁殖，针对 RET 基因融合，我们使用 RET 抑制药普拉替尼靶向治疗。最后，出现了第三种耐药机制：组织类型转变，指肿瘤细胞经历转变，进化成不同类型的癌细胞。这些转变包括转化为小细胞肺癌（small cell lung cancer，SCLC）或经历上皮间质转化（epithelial mesenchymal transitien，EMT）。本例患者因 PS 评分差，转化成小细胞癌后，未行化学治疗。

【专家点评】

驱动基因阳性肺癌靶向治疗后进展不可避免。进展后再活检明确耐药机制对精准治疗具有重要的指导作用，针对发现的耐药的突变可以针对性的使用靶向药继续治疗，如果没有用药靶点，应根据实际情况进行全身综合治疗。奥希替尼是目前 EGFRm NSCLC 一线治疗的标准治疗，对 FLURA 试验中未治疗的 EGFRm NSCLC 有效（与第一代 EGFR TKI 相比）；中位无进展生存期（PFS）为 18.9 个月 vs.

10.2 个月，中位总生存期（overall survival，OS）为 38.6 个月 vs. 31.8 个月。然而，一线或二线使用奥希替尼治疗，疾病进展的耐药机制具有异质性。该病例在每次进展后均进行了活检，到根据耐药机制进行了治疗调整，该病例充分展示了靶向药物耐药后复杂性和异质性，涵盖了分通路的变化和肿瘤细胞表型的转化，对临床有很好的指导价值。

【病种介绍】

表皮生长因子受体（epidermal growth factor receptor，EGFR）敏感突变是肺癌最重要的一类驱动基因突变，占中国所有肺癌的 40% 左右，靶向 EGFR 的小分子酪氨酸激酶抑制药（tyrosine kinase inhibitors，TKI）是首选治疗。但 EGFR-TKI 的耐药性始终是一个悬而未解的难题。其耐药机制包括原发性和获得性两种类型。原发性耐药相关的研究较少，通常定义为 EGFR-TKI 治疗前就存在的耐药机制；而获得性耐药是指暴露于药物后，通过改变其代谢途径来逃避肿瘤细胞中 EGFR-TKI 的作用，机制包括 EGFR 信号通路改变、旁路和下游信号通路的异常激活及组织学类型转化等。

【诊疗过程】

以下为本例患者的诊疗过程。

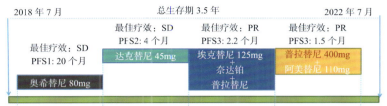

2018 年 7 月　　　　　　　　　　　总生存期 3.5 年　　　　　　　　　　　2022 年 7 月

最佳疗效：SD　　　　最佳疗效：PR　　　　最佳疗效：PR
PFS2：4 个月　　　　PFS3：2.2 个月　　　PFS3：1.5 个月

最佳疗效：SD
PFS1：20 个月

达克替尼 45mg　　埃克替尼 125mg　　普拉替尼 400mg
　　　　　　　　　　＋　　　　　　　　　＋
　　　　　　　　　奈达铂　　　　　　阿美替尼 110mg
奥希替尼 80mg　　　　＋
　　　　　　　　　普拉替尼

EGFR E19del　　*EGFR E19del*　　*EGFR E19del*　　*EGFR E19del*　　小细胞转化

　　　　　　　　EGFR C797S　　*EGFR C797S*　　*RET Fusion*

　　　　　　　　　　　　　　　RET Fusion

　　　　　　　　　　　　　　　TP53 FS

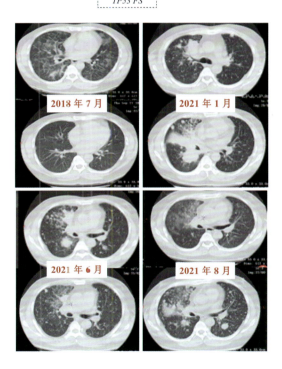

2018 年 7 月　　　　2021 年 1 月

2021 年 6 月　　　　2021 年 8 月

病例 3　多原发 EGFR 敏感突变肺腺癌的综合治疗

参考文献

[1] Dawei Hong, Bizhong Zhou, Bei Zhang, et al.Recent advances in the development of EGFR degraders: PROTACs and LYTACs [J]. *European Journal of Medicinal Chemistry*, 2022, 239(9): 114–533.

病例 4
合并活动性肺结核的肺鳞癌患者的免疫治疗

【病例介绍】

1. 现病史 男，66 岁，确诊肺鳞癌 1 个月治疗后，皮疹 2 周余，进行性加重。

患者 2022 年 3 月无诱因出现咯血，为整口鲜血，每日量约 10 余口，就诊于某医院，行胸部 CT 提示双肺上叶软组织密度影，右上肺病变可见空洞改变，右肺上叶尖段，左肺下叶外基底段结节，纵隔淋巴结肿大，血 CEA 7.37ng/ml，痰找抗酸杆菌（+++），予以 HREV 抗结核治疗。此后患者仍有间断咯血，伴头晕、头痛、视物不清。2022 年 6 月 6 日就诊于我院结核科，痰 X-pert 结核菌 DNA 阳性含量低，rpob 无突变。行 CT 引导下左肺病变穿刺，病理示（左肺上叶穿刺）癌瘤组织伴坏死，分化差，免疫组织

肺癌合并肺结核患者口服结核药物治疗的同时，接受化疗联合免疫治疗抗肿瘤，之后发生了严重的免疫相关皮肤损害，经积极抗炎、抑制体内炎症细胞因子风暴、抗感染等治疗后，患者最终转危为安。肺结核使肺癌的全身治疗复杂化，需关注全身治疗对宿主免疫系统的影响及相关并发症。

化学结果支持鳞状细胞癌。2022 年 6 月 16 日就诊，头颅 MRI 增强示，右侧枕叶、左侧顶枕区结节，考虑转移。腹盆腔 CT 未见转移征象，基因检测阴性。临床诊断右肺鳞癌，ⅣB 期。经 MDT 讨论，x-pert 结核菌 DNA 含量极低，抗结核治疗已满 3 个月，继续 HREV 抗结核治疗的基础上抗肿瘤治疗，密切关注不良反应。础上抗肿瘤治疗，密切关注不良反应。2022 年 6 月 22 日开始一线紫杉醇酯质体 + 卡铂联合替雷利珠单抗治疗，继续 HREV 抗结核治疗。第 1 周期免疫化疗后 9 天，患者出现颜面四肢红色皮疹，伴瘙痒，抗过敏治疗后无好转，此后上述症状呈进行性加重。出现发热，体温最高 39.2℃，急诊查血常规示粒细胞缺乏。为进一步诊治，2022 年 7 月 18 日患者再入院。

2. 既往史 高血压 2 年，目前口服马来酸氨氯地平，琥珀酸美托洛尔治疗，冠状动脉粥样硬化性心脏病 5 年，长期口服阿托伐他汀，糖尿病 5 年，不规律使用二甲双胍，阿卡波糖。

3. 家族史 患者父亲逝于胰腺癌，患者母亲逝于肝硬化。

4. 查体 全身出血性斑丘疹（图 4–1），伴广泛水疱溃烂，口腔溃疡伴唇糜烂，生殖器糜烂。余查体未及异常阳性体征。

5. 化验检查 痰涂片抗酸染色 1 次（＋）；痰 MTB X-pert：DNA 含量低。胸部 CT 示，双肺上叶

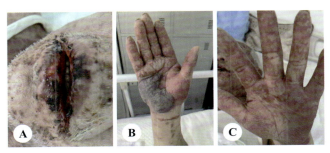

▲ 图 4-1　全身出血性斑丘疹

软组织密度影，右上肺病变可见空洞改变，右肺上叶尖段，左肺下叶外基底段结节，纵隔淋巴结肿大（图 4-2A 和 B）；头颅 MR 示，右侧枕叶、左侧顶枕区结节，转移可能 2C 和 D；（左肺上叶穿刺活检）癌癌组织伴坏死，分化差，免疫组织化学支持鳞状细胞癌。免疫组织化学结果：TTF-1（－），CD56（局灶＋），Syn（－），CK5/6（部分＋），p40（部分＋），LCA（－），Ki67（约 60%＋），CKpan（＋）。VENTANA 结果：PD-L1 22C3（0），PD-L1 阳控（22C3）（＋），PD-L1 阴控（22C3）（－）（图 1-2）。

6. 诊断　活动性肺结核合并ⅣB 期肺鳞癌。

7. 诊疗经过　考虑患者抗结核联合一线化疗联合替雷利珠单抗治疗后，出现全身出血性斑丘疹，伴广泛水疱溃烂。需除对抗结核药物和免疫药物导致的皮损，经外院皮肤科医生会诊，考虑免疫相关性皮肤损害Ⅳ级，Stevens Johnson 综合征（SCORTEN 3 分），同时伴有化疗后骨髓抑制，粒细胞缺乏伴发

病例 4　合并活动性肺结核的肺鳞癌患者的免疫治疗

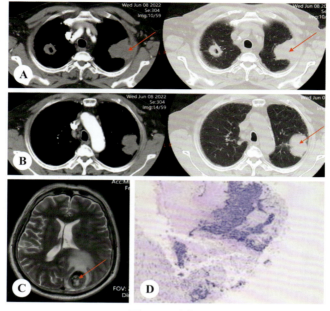

▲ 图 4-2　胸部 CT

A 和 B. 双肺上叶软组织密度影，右上肺病变可见空洞改变，右肺上叶尖段，左肺下叶外基底段结节，纵隔淋巴结肿大；C. 头颅 MR：右侧枕叶、左侧顶枕区结节，转移可能；D. 左肺上叶穿刺活检癌瘤组织伴坏死，分代差，免疫组织化学支持鳞状细胞癌

热，重症感染。予积极抗感染，静脉营养支持，糖皮质激素抗炎，静注人免疫球蛋白中和血浆细胞因子及抗体等治疗，患者全身皮疹较前明显好转。各项实验室指标趋于稳定后出院。

【难点分析】

该患者为老年男性，肺癌合并肺结核，抗结

核治疗过程中使用化疗 + 免疫治疗后，出现严重的皮肤损害，需对皮损原因进行鉴别。肿瘤免疫治疗在临床实践中带来的一个重大挑战是激活免疫系统所带来的副作用，即免疫治疗相关不良反应（immune-related adverse event，irAE）。ICI 可引起多种不同严重程度的皮肤病，包括白癜风、苔藓样皮炎、银屑病、大疱性类天疱疮、肉芽肿性疾病、伴有嗜酸性粒细胞增多和全身症状的药疹（drug rash with eosinophilia and systemic symp toms，DRESS）、Stevens–Johnson 综合征和 Sweet 综合征。皮肤毒性大多数发生于治疗早期，PD-1 抑制药开始治疗后 5 周就可观察到。对于进行性或高级别的皮肤毒性，如 Stevens–Johnson 综合征、中毒性表皮坏死松解症和 DRESS 综合征，应该在皮肤科专科医生的指导下进行治疗。皮肤毒性的诊断，通常是由皮肤科医生进行身体检查以评估皮肤病表现，以及通过皮肤活检来进行诊断和评估。该病例为肺癌合并肺结核，抗结核与肿瘤免疫治疗过程中，出现粒缺发热和严重皮肤不良反应，经皮肤科会诊确诊为免疫相关的皮损，经积极治疗后恢复。

【专家点评】

肺结核和肺癌临床表现相似，诊断困难，需临床医生高度重视，做到早发现、早诊断。肺癌合并结核是一类复杂的疾病，抗肿瘤药物和抗结核药物之间存在相互作用，需在临床药师指导下制定方案，尤其是联合免疫治疗时更需慎重。

肺癌合并肺结核患者表现出独特的免疫学特征，宿主的免疫系统会受到这两种疾病的影响，导致免疫反应的复杂且相互作用。肺结核使肺癌的全身治疗复杂化，须关注全身治疗对宿主免疫系统的影响及相关并发症。免疫治疗后的结核感染、结核复燃及免疫相关不良反应逐渐引起广泛重视。

【病种介绍】

我国是肺癌和结核高负担国家。肺癌的发生与肺结核密切相关，两种疾病之间互相影响，互相促进。肺癌合并肺结核患者表现出独特的免疫学特征，宿主的免疫系统会受到这两种疾病的影响，导致免疫反应复杂且相互作用。肺结核使肺癌的全身治疗复杂化，需关注全身治疗对宿主免疫系统的影响及相关并发症。

肺癌合并肺结核是一类特殊的疾病，往往需要同时启动抗结核和抗肿瘤治疗，两种疾病的治疗药物种类繁多，作用机制互相影响，对治疗策略制定带来众多挑战。尤其是免疫治疗进入临床后，由于抗肿瘤免疫治疗的机制可过度激活人体免疫系统，导致陈旧结核活化的几率增加，因此，临床实践中，活动性肺结核患者属于免疫治疗的禁忌。该病例在专科医院进行诊治，充分评估后在抗结核的基础上联合免疫治疗，出现了严重的皮肤损害和粒缺发热，对临床具有警示价值。经过会诊，最终诊断为irAE。ICI 可引起多种不同严重程度的皮肤病，包括 DRESS、Stevens-Johnson 综合征和 Sweet 综合征。皮肤毒性大多数发生治疗早期，PD-1 抑制药开始治疗后 5 周就可观察到。对于进行性或高级别的皮肤毒性，如 Stevens-Johnson 综合征、中毒性表皮坏死松解症和 DRESS 综合征，应该在皮肤科专科医生的指导下进行治疗。

【诊疗过程】

以下为本例患者的诊疗过程。

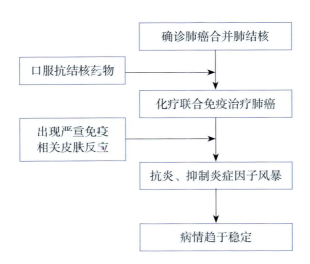

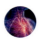

参考文献

[1] Postow M A, Sidlow R, Hellmann M D. Immune-related adverse events associated with immune checkpoint blockade [J]. *N Engl J Med*, 2018, 378: 158–168.

[2] Parakh S, Cebon J, Klein O. Delayed autoimmune toxicity occurring several months after cessation of anti-PD-1 therapy [J]. *Oncologist*, 2018, 23: 849–851.

[3] Sibaud V. Dermatologic reactions to immune checkpoint inhibitors: skin toxicities and immunotherapy [J]. *Am J Clin Dermatol*, 2018, 19: 345–361.

[4] Puzanov I, et al. Managing toxicities associated with immune checkpoint inhibitors: consensus recommendations from the Society for Immunotherapy of Cancer (SITC) Toxicity Management Working Group [J]. *J Immunother Cancer*, 2017, 5: 95.

病例 5
EGFR 突变阳性晚期肺癌靶向治疗后的肉瘤转化

【病例介绍】

患者男性，56 岁。主诉咳嗽咳痰 2 个月余，加重 1 个月入院。

1. 现病史 患者 2017 年 5 月无明显诱因开始出现咳嗽咳痰，为白痰，无胸闷胸痛，无喘憋，无潮热盗汗，无咯血。2017 年 6 月上述症状加重，外院行胸部 CT 发现肺部阴影，2017 年 7 月为明确诊断入院。发病来，饮食、睡眠、大小便可，体重变化不明显。

2. 既往史 高血压病史 10 年，口服"替米沙坦片 40mg，每日 1 次"降压治疗，未规律监测血压。糖尿病病史 10 年，应用胰岛素及阿卡波糖片口服治疗，血糖控制可。20 多年前曾患肺结核，规律性抗结核治疗后停药。

3. 个人史 吸烟 30 余年，每日

经典 EGFR 突变阳性的晚期非小细胞肺癌的靶向治疗过程，从一代到三代，耐药后的治疗对策，遵循指南，积极再活检后获得更多的病理信息及基因变异情况。三代 EGFR TKI 耐药后机制复杂，组织病理类型转化是其中重要的耐药机制，但目前多数患者出现病理类型转化后疗效差，生存时间短。

1包，已戒烟2月，饮酒20年，平均每日白酒100ml，已戒酒3年。

4. 家族史　否认家族疾病史。

5. 体格检查　无明显阳性体征。

6. 诊疗经过　2017年7月患者在入我院行CT检查示左肺门软组织影，左肺下叶背段支气管阻塞，纵隔及左肺门多发淋巴结肿大。气管镜活检病理示，左肺下叶背段非小细胞肺癌，结合免疫组织化学考虑肺腺癌。基因检测示，EGFR L858R阳性。结合外院PET/CT分期为$T_3N_3M_0$，对侧纵隔淋巴结转移，ⅢB期。患者拒绝放化疗，于2017年7月18日口服埃克替尼靶向治疗，最佳疗效PR，定期复查病情稳定。2018年4月20日复查胸部CT提示病灶及肺门淋巴结较前增大，PD，一线PFS 9个月。2018年5月复查支气管镜，结果示左下叶开口新生物，活检病理为腺癌，EGFR L858R+T790M阳性，患者于2018年5月17日开始口服奥希替尼靶向治疗，最佳疗效PR。2019年12月再次出现症状加重，PET/CT提示左肺病变较前增大，疾病进展，二线PFS 19个月。具体影像见图5-1。

2020年12月，行气管镜检查，结果示左下叶背段黏膜充血水肿、粗糙，活检病理为腺癌，NGS检测提示L858R+T790M+H870R阳性，因疫情暂未更改方案至2020年5月15日。患者复查胸部CT再次出现病情进展。患者参与临床研究项目ORIEN31，

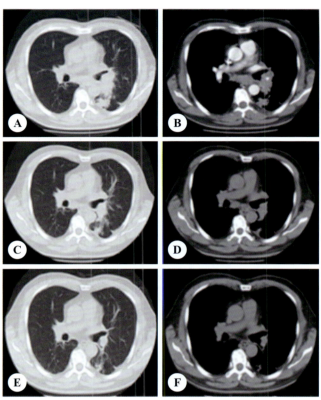

▲ 图 5-1　治疗前及治疗后的胸部 CT 检查

A 和 B. 治疗前的胸部 CT；C 和 D. 一线治疗进展后的胸部 CT；
E 和 F. 一线靶向治疗后的胸部 CT

2020 年 6 月 2 日开始培美曲塞＋卡铂＋信迪利单抗 / 安慰剂 +IBI305（贝伐珠单抗类似物）/ 安慰剂治疗共 4 周期，4 周期后出现纵隔淋巴结明显增大，评价疾病进展，患者揭盲后明确均为研究药物，影像学表现见图 5-2。2020 年 9 月患者行 EBUS 检查，

纵隔淋巴结穿刺活检，活检病理为分化差的癌，结
合免疫组织化学考虑为肉瘤。结合患者病理类型转
化，给予患者口服奥希替尼＋安罗替尼＋长春瑞滨
胶囊口服治疗，共 3 周期，疗效 SD。因患者体力状
态下降，未再复诊。

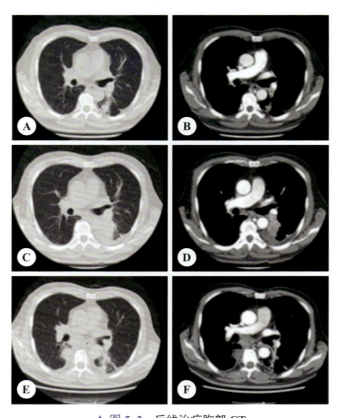

▲ 图 5-2　后线治疗胸部 CT

A 和 B. 二线靶向治疗进展；C 和 D. 化疗联合抗血管及免疫治疗
前；E 和 F. 化疗联合抗血管及免疫治疗后

【难点分析】

患者为晚期肺腺癌患者，确诊为ⅢB期肺腺癌，不具备根治性同步放化疗条件，合并 EGFR 敏感突变而接受一线靶向治疗，进展后再活检提示 T790M 阳性，三代 EGFR TKI 治疗后，靶向治疗的总 PFS 长达 28 个月。疾病进展后进入新药临床研究，标准的四药联合模式的治疗，缓解时间有限，4 周期后即出现疾病进展，再活检提示组织类型转化，转化为肉瘤，恶性程度高。提示对于突变阳性患者经过靶向治疗和系统治疗后，可出现病理类型转化，常见类型为小细胞肺癌转化，此例患者转化为肉瘤，给予化疗联合抗血管药物治疗，患者治疗反应差，疾病控制不佳。

【专家点评】

对于进展期和晚期肺腺癌、驱动基因阳性的肺小细胞癌患者，指南推荐疾病进展后的再活检，再活检后的病理和分子诊断是对疾病进程的再认识过程，通过反复再活检可以得到更多的组织学及基因水平的信息，对于精准指导治疗、判断预后有重要作用。

【病种介绍】

非小细胞肺癌（NSCLC）是主要病理类型，约占 85%。表皮生长因子受体（EGFR）突变是 NSCLC 中最常见的致癌驱动因子，约占 NSCLC 患者的 1/3，也是目前 NSCLC 分子靶向治疗的关键靶点。吉非替尼、厄洛替尼等一代表皮生长因子受体 – 酪氨酸激酶抑制药（epidermal growth factor receptor-tyrosine kinase inhibitor，EGFR-TKI），可逆性结合 EGFR 酪氨酸激酶结构域，抑制下游信号磷酸化激活。二代 EGFR-TKI（阿法替尼、达克替尼）则与酪氨酸激酶活化区域不可逆性结合，对信号通路的阻滞作用更强。三代 EGFR-TKI（奥希替尼、拉泽替尼）可同时靶向 EGFR 敏感突变和 *EGFR* 基因 20 号外显子 T790M 耐药突变。但可惜的是，大部分患者仍会在 1～2 年内不可避免出现获得性耐药。明确 EGFR-TKI 耐药机制及关键分子，并针对性开发新的靶向药物和治疗策略，是突破 EGFR-TKI 耐药瓶颈的首要前提。

EGFR-TKI 获得性耐药机制目前比较明确的包括 EGFR 依赖性耐药和 EGFR 非依赖性耐药。*EGFR* 基因 20 号外显子的 T790M 位点突变是 EGFR 依赖性耐药的常见原因，也是一 / 二代 EGFR-TKI 的主要耐药机制。三代 EGFR-TKI 药物如奥希替尼虽可以同时靶向 T790M 耐药突变和 EGFR 敏感突变，但 M790 突变位点丢失、C797S、L792X、G796S、L718Q 位点突变均可阻碍奥希替尼与靶点结合，导致奥希替尼 EGFR 依赖性耐药。EGFR 非依赖性耐药主要是旁路信号通路激活，如 MET、HER2、FGFR1、IGF1R 基因扩增等。其中 MET 基因扩增最为常见，占 EGFR-TKI 获得性耐药病例的 5%～10%。MET 是一种跨膜受体酪氨酸激酶，可激活 PI3K/AKT 信号通路，绕过 EGFR 介导耐药。此外，EGFR 下游信号通路异常激活，如 KRAS 突变激活 MAPK 信号通路、PI3KCA 突变激活 PI3K/AKT/mTOR 通路、PTEN 缺失活化 PI3K/AKT 信号通路等均为 EGFR 非依赖性耐药的机制。

除以上分子通路的耐药机制外，近年来越来越多的研究显示组织学转化、肿瘤干细胞、肿瘤免疫微环境、表观遗传调控、铁死亡也是 NSCLC 产生 EGFR-TKI 获得性耐药的可能机制。

【诊疗过程】

以下为本例患者的诊疗流程。

胸部肿瘤经典病例评析

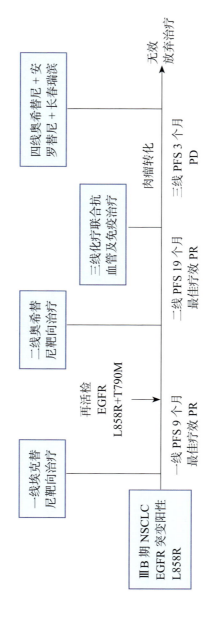

ⅢB 期 NSCLC EGFR 突变阳性 L858R

一线埃克替尼靶向治疗
一线 PFS 9 个月
最佳疗效 PR

再活检 EGFR L858R+T790M

二线奥希替尼靶向治疗
二线 PFS 19 个月
最佳疗效 PR

三线化疗联合抗血管及免疫治疗
三线 PFS 3 个月
PD

肉瘤转化

四线奥希替尼 + 安罗替尼 + 长春瑞滨
无效
放弃治疗

PFS. 无进展生存期；PR. 部分缓解；PD. 疾病进展

参考文献

[1] Shi YK, Wang L, Han BH, *et al*. First-line icotinib versus cisplatin/pemetrexed plus pemetrexed maintenance therapy for patients with advanced EGFR mutation-positive lung adenocarcinoma (CONVINCE): a phase 3, open-label, randomized study [J]. *Annals of oncology : official journal of the European Society for Medical Oncology,* 2017, 28(10):2443–2450.

[2] Mok TS, Wu YL, Ahn MJ, *et al*. Osimertinib or Platinum-Pemetrexed in EGFR T790M-Positive Lung Cancer [J]. *The New England journal of medicine,* 2017, 376(7):629–640.

[3] Lu S, Wu L, Jian H, *et al*. Sintilimab plus bevacizumab biosimilar IBI305 and chemotherapy for patients with EGFR-mutated non-squamous non-small-cell lung cancer who progressed on EGFR tyrosine-kinase inhibitor therapy (ORIENT-31): first interim results from a randomised, double-blind, multicentre, phase 3 trial [J]. *The Lancet Oncology,* 2022, 23(9):1167–1179.

[4] Shao Y, Zhong DS. Histological transformation after acquired resistance to epidermal growth factor tyrosine kinase inhibitors [J]. *International journal of clinical oncology,* 2018, 23(2):235–242.

[5] Hsieh MS, Lin MW, Lee YH. Lung adenocarcinoma with sarcomatoid transformation after tyrosine kinase inhibitor treatment and chemotherapy [J]. *Lung cancer,* 2019, 137:76–84.

病例 5　EGFR 突变阳性晚期肺癌靶向治疗后的肉瘤转化

病例 6
腰椎结核与骨转移瘤的鉴别诊断

对于肺部占位、胸腔积液、骨破坏等同时存在的情况下，代谢影像可以协助判断病变性质，但仍然存在一定的假阳性，感染性病变的活动期同样会显示为高代谢病变。确诊需要病理证实。

【病例介绍】

患者女性，52 岁。主诉间断咳嗽 1 年，发现右胸壁肿物及胸腔积液 1 个月。

1. 现病史 患者 1 年前开始无明显诱因出现间断咳嗽，无明显咳痰、发热、胸痛，无盗汗、乏力等症状，按感冒自行服药，未在意，未规律诊治。4 个多月前无意中发现右乳下方肿物，4.0cm×3.0cm，质硬，无明显压痛，无发热、胸痛症状。于顺义区某医院就诊，未明确诊断。1 个月前患者于某医院进一步就诊发现肺部病变及胸腔积液，即来我院就诊。我院门诊行胸部 CT 提示，右侧胸壁肿物伴肋骨骨质破坏，考虑恶性病变可能性大。胸椎局部骨质破坏，考虑骨转移可能性大。右侧胸腔积液，右侧胸膜增厚，恶性胸膜病变不除外，请结合临床。患者于我院门诊行胸穿抽出黄色胸腔积液 200ml，送检化验提示为渗出液，抗酸染色阴性，涂片未见癌瘤细胞。患者为进一步诊治住院。患者发病来，饮食、睡眠尚可，体重有所减轻 4kg。

2. 既往史　20 年前行急性阑尾切除术。

3. 家族史　否认家族疾病史。

4. 体格检查　入院查体：神清，精神可，浅表淋巴结未及肿大，双肺呼吸音减低，右乳下方可及质硬结节，4.0cm×3.0cm。心律齐，未及杂音，腹软，肝脾未及，胸椎及腰椎局部轻度压痛，四肢活动自如，肌力及肌张力正常。

5. 诊疗经过　患者入院行胸部 CT 提示右侧胸壁肿物伴局部骨质破坏，右侧胸腔积液及胸膜增厚，右下肺膨胀不全。纵隔淋巴结肿大，如图 6-1A 所示。胸部符合线路代谢显像提示右侧胸壁肿物代谢增高，胸膜局部代谢增高，不除外恶性，下胸椎多发骨质破坏。骨扫描提示多发椎体及骶髂关节骨质破坏，糖代谢增高，不除外恶性。2015 年 7 月 15 日行气管镜检查，左主支气管下段瘢痕形成，左上下支气管内见陈旧炭末沉积。气管镜活检病理（左主支气管活检）：慢性肉芽肿性炎伴坏死，符合结核改变。2015 年 7 月 16 日行胸壁肿物穿刺术，病理提示少量纤维增生结缔组织伴坏死，少量肉芽肿。患者治疗中出现腰痛，逐渐加重，活动受限，并出现双下肢疼痛。行腰椎磁共振，示 L_5 椎体压缩性骨折伴椎体破坏，椎旁少许软组织影，T_{11}～T_{12} 椎体异常信号，转移？如图 6-1B 所示。请骨科会诊后，建议行局部骨组织活检，明确病变性质。2015 年 7 月 29 日行右侧骶骨旁病变穿刺活检，病理提示为慢性肉芽肿性炎伴坏死，符合结核病变。给予 HRZE 抗结核药物口服治疗稳定病情，转入骨科行腰椎植骨内固定术，患者恢复良好出院。

【难点分析】

患者的胸部影像及代谢显像结果，需要鉴别恶性肿瘤多发转移、良性病变累及多器官，以及多种疾病合并存在的情况。经过多处病变的活检，病理证实，肺内病变、胸壁病变及骨破坏均为结核感染所致，能够通过一元论解释患者的症状、体征及检查结果异常。经过针对性的治疗，患者恢复良好。

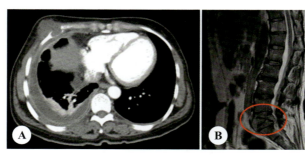

▲ 图 6-1　胸部（A）及腰椎影像（B）

【专家点评】

该患者首发表现为多脏器受累，临床需要鉴别诊断，虽多项检查均提示可能为恶性肿瘤可能。经过对多处病变活检，最终获得确诊。在这个过程中反复穿刺活检，需要患者及家属良好的配合度。

【病种介绍】

脊柱结核与脊柱肿瘤同属于比较常见的脊柱病变，这两种疾病都会导致患者出现病理性骨折、椎体骨质塌陷、椎体骨质损伤及脊柱后凸畸形等多种症状，如果患者没有接受及时有效的治疗，随着患者病情的进展，将会造成患者出现脊髓或神经受压的问题，从而引发患者出现瘫痪的严重后果。特别是在患者的脊髓神经受到损害后，这将导致患者的脊柱功能很难恢复正常，这不仅会给患者带来极大的痛苦，甚至会使患者丧失正常的工作和生活能力，严重影响患者的生活质量。由于脊柱结核与脊柱肿瘤具有很大的相似性，尤其是患者的临床表现大致相同，但是对这两种疾病的治疗方法却存在着较大的差异。所以，为了保证患者的治疗效果，就需要对这两种疾病进行准确的诊断。影像学固然重要，病理的最终判断才能作为诊断的依据。

病例 6　腰椎结核与骨转移瘤的鉴别诊断

【诊疗过程】

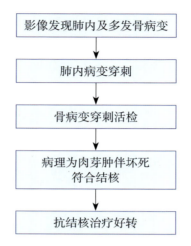

影像发现肺内及多发骨病变

↓

肺内病变穿刺

↓

骨病变穿刺活检

↓

病理为肉芽肿伴坏死
符合结核

↓

抗结核治疗好转

参 考 文 献

[1] 庄强 , 王德银 , 陈伏庆 . MRI 与 CT 诊断及鉴别脊柱结核与脊柱肿瘤的诊断分析 [J]. 浙江创伤外科 , 2022, 27(3):579–580.

[2] 刘书行 . MRI 与 CT 诊断及鉴别脊柱结核与脊柱肿瘤的价值观察 [J]. 影像研究与医学应用 , 2022, 6(3):137–139.

病例 7
局限期小细胞肺癌患者的免疫新辅助治疗

【病例介绍】

患者女性，59岁。主诉间断胸闷、咳嗽2个月余。

1. 现病史　患者2个多月前无明显诱因出现胸闷不适、咳嗽、咳痰，为黄白痰，偶有痰中带血，逐渐加重，并轻度右侧胸痛，无明显发热、声音嘶哑等症状，于北京某医院就诊，行胸部CT增强检查，示右肺下叶基底段近肺门占位，大小2.8cm×2.2cm，右肺下叶基底段阻塞性肺炎、黏液栓形成可能，行PET-CT检查，示右肺下叶不规则软组织密度影，局部段支气管受压变窄，远端可见条索影及斑片影，代谢不均匀增高，考虑恶性病变可能性大，余未见明确异常。患者为明确诊断来院。发病来，饮食、睡眠及大小便可，体重变化不明显。

局限期小细胞肺癌具有高度异质性，尤其是纵隔淋巴结分期不同，治疗中应该结合TNM分期的情况来综合判断。手术治疗的地位和格局可能会在免疫时代下发生重大改变。该例患者属于一种积极的尝试，免疫新辅助序贯手术在小细胞肺癌治疗中的疗效有待于更严谨设计的大样本的前瞻性临床研究数据来证实。

2. 既往史　既往体健。

3. 家族史　否认家族疾病史。

4. 体格检查　入院查体未见明确异常体征。

5. 诊疗经过　患者入院后行胸部 CT 增强提示，右肺下叶基底段哑铃状团块影（3.3cm×2.9cm）并远端分支管状影及少许索条淡片影，考虑右下叶恶性病变并叶间淋巴结转移及远端阻塞性炎症可能。行 CT 引导下肺内病变穿刺，病理为小细胞肺癌。气管镜检查，可见右下叶基底支新生物，活检病理为小细胞肺癌。患者诊断小细胞肺癌局限期 $T_2N_1M_0$ 明确，入组本院开展的局限期小细胞肺癌患者接受免疫化疗新辅助后手术治疗的 IIT 研究，予卡铂＋依托泊苷方案化疗联合阿替利珠单抗治疗。2 个周期后复查胸部 CT 提示右下叶病变及叶间淋巴结较前明显缩小，未见远处转移性病变（图 7–1）。结合患者病变局限情况，与胸外科、放疗科进行 MDT 讨论后，建议患者可以外科手术治疗。患者术后病理示,（右肺中下叶：小细胞癌化疗＋免疫治疗后）肺内未见明确肿瘤细胞残留，局灶纤维组织增生，淋巴细胞浸润及灶性聚集，部分肺泡上皮反应性增生，考虑为治疗后改变。支气管断端慢性炎症。（第 2、3、4、7、9、11、12 组及肺门淋巴结）未见癌转移（0/3、0/1、0/2、0/4、0/1、0/1、0/1、0/6）。术后病理结果提示为完全病理缓解。结合患者术前分期情况，术后继续给予患者 4 周期卡铂＋依托泊苷方案化疗联合阿替利珠单抗治疗。期间，患者曾出现2度免疫相关性腹泻，经对症治疗后好转。术后阿替利珠单抗维持治疗共2年时间。规律复查疾病稳定，至今DFS已超3年，患者一般情况好，病情稳定，未见明确肿瘤复发。

【难点分析】

局限期小细胞肺癌（$T_2N_1M_0$）患者，按照指南分期，已经超出可手术范围。借鉴非小细胞肺癌的新辅助治疗模式，给予患者化疗联合免疫作为新辅助治疗的手段，在病变明显缩小后，进行手术治疗。术后病理证实患者为完全病理缓解，后续给予完成化疗及免疫维持治疗，患者病情稳定时间长。在这个过程中，患者拒绝预防性脑照射，因此未行PCI。为

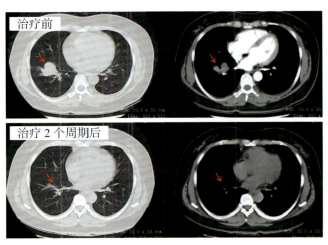

▲ **图 7-1** 治疗前与 **2** 个周期治疗后的胸部 **CT** 表现

部分局限期小细胞肺癌的治疗探索了新的模式，当然需要更多的前瞻性研究来证实。

【专家点评】

患者为局限期小细胞肺癌（SCLC），按照目前国际 NCCN 小细胞肺癌指南或我国的 CSCO 小细胞肺癌指南，标准治疗为同步放化疗。该患者已超出指南推荐的可手术分期，但结合当前免疫治疗进展和本院开展的 IIT 研究，给予免疫联合新辅助治疗模式，借鉴非小细胞肺癌的新辅助治疗经验，新辅助治疗明显缩小后给予根治性手术治疗，术后患者经过维持治疗保持了超过 3 年的 DFS。为部分局限期小细胞肺癌的治疗探索了新的模式，当然需要更多的前瞻性研究来证实。

【病种介绍】

在我国，肺癌为发病率和死亡率最高的恶性肿瘤。尽管在过去的几十年中，肺癌的诊断和治疗上有了很大的进步，但肺癌的 5 年生存率依然很低，仅有 15% 左右，因此，对于肺癌的研究具有重要的现实意义。对于肺癌的病理分型，按照组织学来源通常分为小细胞肺癌及非小细胞肺癌，其中 SCLC 占到了总数的 15%。SCLC 一种低度分化的高度恶性肿瘤，部分具有神经内分泌特性，SCLC 生长快，侵袭力强，转移发生早；对放疗和化疗较敏感，但大部分患者 2 年内出现疾病复发。相对于 NSCLC，大部分 SCLC 的生存率低，预后极差。与 NSCLC 比较，5 年生存率 6% vs. 21%。SCLC 往往存在 *TP53* 的突变和 *RB1* 突变，而且具有较高的突变频率，但缺乏靶基因突变的治疗措施。与近年来针对 NSCLC 的治疗进展不同，SCLC 在近 30 年内几乎没有新的治疗药物或方式问世。自 20 世纪 80 年代开始，以顺铂/卡铂联合依托泊苷的化疗方案作为标准一线治疗方案确立以后，针对 SCLC 的约 40 项 Ⅲ 期的临床研究均以失败告终，化疗和放疗仍然是针对 SCLC 的标准治疗。当前现有的多种治疗模式，在 SCLC 的治疗中，都进行过多种尝试，而结果往往令人沮丧，仅仅有针对 PD-L1 免疫治疗联合化疗进入了广泛期 SCLC 的治疗指南中，而我们通过这些研究公布的 OS 数据可以发现，有效的中位 OS 仅仅相对于对照组延长了 2 个月。对于局限期 SCLC 的标准治疗仍然是同步放化疗。

【诊疗流程】

本例患者的诊疗流程。

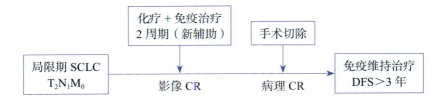

胸部肿瘤经典病例评析

参考文献

[1] Ettinger DS, Wood DE, Aisner DL, *et al*. NCCN Guidelines(R) Insights: Non-Small Cell Lung Cancer, Version 2.2023. *Journal of the National Comprehensive Cancer Network,* 2023, 21(4):340–350.

[2] Forde PM, Spicer J, Lu S, *et al*. Neoadjuvant Nivolumab plus Chemotherapy in Resectable Lung Cancer. *The New England journal of medicine,* 2022, 386(21):1973–1985.

[3] Duan H, Shi L, Shao C, *et al*. A multicenter, single-arm, open study of neoadjuvant or conversion atezolizumab in combination with chemotherapy in resectable small cell lung cancer (neoSCI) (Cohort Study). *International journal of surgery,* 2023, 109(9):2641–2649.

病例 8
晚期非小细胞肺癌

【病例介绍】

患者男性，61 岁。主诉咳嗽、咳痰 2 个月。

1. 现病史 患者 2 个月前出现咳嗽咳痰，偶发痰中带血。检查发现右肺上叶肺不张，双肺小结节，纵隔淋巴结肿大。无发热、胸痛、声音嘶哑，无盗汗、乏力、气短、消瘦，无上腔静脉压迫征、关节痛、杵状指。门诊以"右肺上叶不张"收入院。自发病以来，患者精神状态良好，体力情况良好，食欲食量良好，睡眠情况良好，体重无明显变化，大便正常，小便正常。

2. 既往史 体健。

3. 个人及家族史 吸烟史30余年，每天 1.5 包。否认家族疾病史。

4. 体格检查 患者双肺呼吸音粗，

晚期非小细胞肺癌，尤其是腺癌，驱动基因突变可能会出现在治疗的任何环节当中，由于小活检样本的局限性、肿瘤本身的局限性、检测方法的敏感性等，均有可能造成阴性的假象。治疗进展后的再活检非常重要，作为肿瘤科医生务必需要重视。

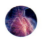
右上肺呼吸音减低，余无明确异常。

5. 诊疗经过　患者于 2021 年 12 月 22 日因肺部阴影在我院外科行气管镜检查，见右肺上叶支气管开口黏膜充血，水肿，肥厚，可见新生物，右肺中叶支气管黏膜肥厚狭窄，右中间干支气管黏膜异常，于右上叶支气管活检病理结果为腺癌，PD-L1 22C3 TPS 0%，PCR 方法基因检测阴性（*EGFR*、*ALK*、*ROS*）。骨扫描可疑右侧 10 肋骨局限高密度，伴代谢活跃，不排除骨转移瘤。胸部 CT 提示右肺门占位，伴阻塞性肺炎，双肺转移结节，纵隔淋巴结肿大。无手术条件。于 2022 年 1 月 15 日至 5 月 24 日行培美曲塞＋卡铂联合卡瑞利珠单抗治疗 6 周期（培美曲塞 900mg+ 卡铂 500mg+ 卡瑞利珠单抗 200mg/q21d），过程顺利。最佳疗效 SD(－)，不良反应可耐受。2022 年 7 月 2 日至 9 月 7 日给予培美曲塞＋卡瑞利珠单抗维持治疗 3 周期，有间断咯血丝痰，2022 年 7 月 28 日、9 月 29 日复查胸部 CT 提示右上肺病变，双肺结节，纵隔淋巴结肿大均变化不大，病变稳定。院外期间，仍有间断咳嗽、咳痰，痰中带血丝，2022 年 10 月 18 日再次入院，2022 年 10 月 19 日胸部 CT 提示右肺中心型肺癌伴右肺上叶阻塞性肺炎及肺不张；两肺多发结节，考虑转移可能，个别微结节较前略增大，提示病情进展，疗效评价 PD，一线化疗联合免疫治疗的 PFS 为 9 个月。影像检查结果如图 8-1 所示。

2022 年 10 月 20 日支气管镜检查，可见右主、右上、右中支气管黏膜充血、水肿、肥厚，可见新生物，于右上及右中下叶脊取活检，病理结果为腺癌，NGS：EGFR L858R。2022 年 10 月 25 日开始口服阿美替尼治疗，患者未及时返院和疗效评价，

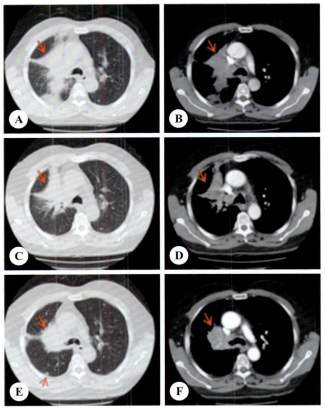

▲ 图 8-1　一线治疗前后 CT

A 和 B. 治疗前的胸部 CT；C 和 D. 一线化疗联合免疫治疗后的胸部 CT；E 和 F. 一线化疗联合免疫治疗进展的胸部 CT

病例 8　晚期非小细胞肺癌

2023 年 2 月开始再次出现咳嗽、咳痰加重，2023 年 3 月 3 日再入院，胸部增强 CT，与 2022 年 10 月 31 日胸部 CT 比较，右肺中心型肺癌伴右肺上叶阻塞性肺炎及肺不张，范围较前缩小；两肺多发微小结节，考虑转移可能，部分较前缩小、减少。患者咳嗽加重，气管镜检查可见右上叶支气管黏膜充血、水肿、肥厚，可见新生物，右上叶开口完全阻塞，提示局部病变有所加重。经多学科会诊讨论后，患者于 2023 年 3 月 20 日开始行右上肺局部姑息性放疗，后症状逐渐缓解，咳嗽减轻，复查胸部 CT 提示右肺门病变较前明显缩小（图 8-2）。

【难点分析】

患者为驱动基因阴性的Ⅳ期肺腺癌，按照指南予标准一线化疗联合免疫治疗，疗效 SD，维持治疗后出现疾病进展，PFS1=9 个月。进展后，积极再活检证实了患者存在驱动基因敏感突变，经过靶向治疗，患者疾病得到控制。与既往临床研究数据相似，驱动基因阳性的患者二线使用靶向治疗的 PFS 明显短于一线用药。该患者在二线 TKI 治疗后出现了再次的局部病变进展，在此基础之上加用了局部病变的姑息性放疗，体现了多学科会诊在晚期患者全程管理中的重要作用，为患者的局部疾病控制、症状减轻发挥了重要的作用。

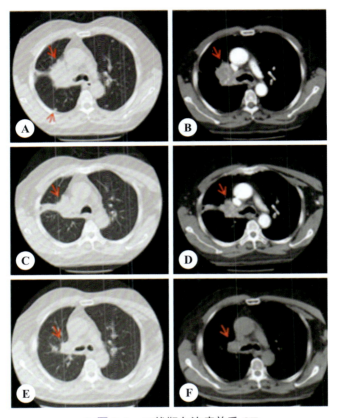

▲ 图 8-2　二线靶向治疗前后 CT

A 和 B. 靶向治疗前的胸部 CT；C 和 D. 靶向治疗后的胸部 CT；
E 和 F. 局部病变放疗后的胸部 CT

【专家点评】

　　对于晚期肺腺癌的患者，一定关注患者的驱动基因状态，尤其是传统的 PCR 方法可能会出现假阴性的结果，如果条件允许，建议患者进行 NGS 检测明确驱动基因的状态。即使是免疫治疗进展后的患者，也推荐肿瘤组织再活检及活检组织的 NGS 检测，用于明确当下的基因突变情况，指导进一步治疗。

【病种介绍】

原发性支气管肺癌（以下简称"肺癌"）是我国发病率和死亡率最高的恶性肿瘤，2022 年预计新发病例人数约为 87 万，死亡病例人数约为 76 万。非小细胞肺癌（NSCLC）是肺癌中最常见的病理类型，表皮生长因子受体（EGFR）基因突变是 NSCLC 最常见的驱动基因突变。在中国 NSCLC 人群中，EGFR 突变比例为 28.2%，在肺腺癌中，该比例可达 50.2%。一代/二代 EGFR 酪氨酸激酶抑制药（TKI）用于 EGFR 经典突变（EGFR 外显子 19 缺失突变或外显子 21 L858R 点突变）晚期 NSCLC 患者的一线治疗，可使患者的中位无进展生存期（PFS）提升至 9.2～14.7 个月，显著优于化疗，但不可避免地出现疾病进展，其中以继发性 EGFR T790M 突变最为常见。三代 EGFR-TKI 可有效抑制 EGFR T790M 突变，已成为一代/二代 EGFR-TKI 治疗进展后伴 EGFR T790M 突变患者的标准治疗；同时，由于三代 EGFR-TKI 一线治疗较一代 EGFR-TKI 显著延长中位 PFS 并带来总生存期（OS）获益，也使其成为了 EGFR 突变晚期 NSCLC 患者的一线标准治疗。

【诊疗流程】

以下为本例患者的诊疗流程。

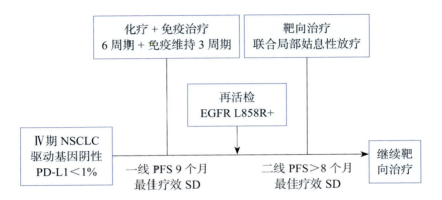

参 考 文 献

[1] Ettinger DS, Wood DE, Aisner DL, *et al*. Non-Small Cell Lung Cancer, Version 3.2022, NCCN Clinical Practice Guidelines in Oncology [J]. *Journal of the National Comprehensive Cancer Network*, 2022, 20(5):497–530.

[2] Kim ES, Hirsh V, Mok T, *et al*. Gefitinib versus docetaxel in previously treated non-small-cell lung cancer (INTEREST): a randomised phase III trial [J]. *Lancet*, 2008, 372(9652):1809–1818.

[3] Ciuleanu T, Stelmakh L, Cicenas S, *et al*. Efficacy and safety of erlotinib versus chemotherapy in second-line treatment of patients with advanced, non-small-cell lung cancer with poor prognosis (TITAN): a randomised multicentre, open-label, phase 3 study [J]. *The Lancet Oncology*, 2012, 13(3):300–308.

[4] Maemondo M, Inoue A, Kobayashi K, *et al*. Gefitinib or chemotherapy for non-small-cell lung cancer with mutated EGFR

[J]. *The New England journal of medicine,* 2010, 362(25):2380–2388.

[5] Chang JY, Verma V. Optimize Local Therapy for Oligometastatic and Oligoprogressive Non-Small Cell Lung Cancer to Enhance Survival [J]. *Journal of the National Comprehensive Cancer Network,* 2022, 20(5):531–539.

病例 9
双肺占位病变的诊治经过

【病例介绍】

患者男性，76岁，因咳嗽、咳痰、喘憋1个月余。

1. 现病史 患者于1个月余前无诱因出现咳嗽、咳痰及活动后轻度喘憋症状。2023年2月3日于某医院行胸部CT见双肺多发不规则混杂密度影及结节影，多原发恶性病变不除外。为明确双肺病变性质于2023年2月7日入我院。

2. 既往及个人史 既往体健。吸烟60年，平均40支/日，未戒烟。

3. 体格检查 全身或局部浅表淋巴结未及肿大。右肺呼吸音略减低，可闻及散在哮鸣音。

4. 诊疗经过 患者入院后完善检查：血气分析一套：酸碱度pH为7.42，氧分压PaO_2 82mmHg，二氧化

老年患者，合并多发基础疾病，PS评分较差，经CT介入科专家评估，不具备穿刺活检条件，虽然有临床试验评估高龄不能获取病理结果患者，血检EGFR敏感突变后，口服EGFR-TKI可以获益，但是医保报销也是需要考虑的问题。因此和患者家属商议后，医生给该患者做了双侧病变的TBLB肺活检，并获取了病理诊断，为治疗提供了充分依据，也获得了较好效果。

碳分压 PaCO$_2$ 40mmHg，（鼻导管吸氧 2L/min）低氧血症。血肿标志物五项组套：癌胚抗原 6.38ng/ml↑，支持肺癌诊断。EGFR 突变检测结果：（外周血 cfDNA ARMS 荧光定量 PCR）：检测出基因突变：EGFR 19DEL。

入院后行胸部增强 CT 检查（图 9-1），见双肺多发不规则混杂密度影及结节影，较大者分别位于右肺上叶尖段、右肺下叶背段左肺上叶舌段，均为磨玻璃密度并混杂实性成分，考虑多原发肺癌可能性大。请放射介入专家会诊，考虑双肺病灶穿刺活检风险大，不建议行 CT 定位下穿刺活检。

遂于 2023 年 2 月 14 日行支气管镜检查：镜下未见异常（图 9-2），行左肺上叶固有后段及右肺上

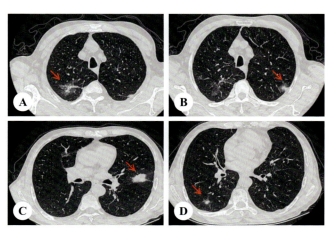

▲ 图 9-1 双肺病变的胸部 CT
A. 右肺上叶尖段病灶；B. 左肺上叶后段病灶；C. 左舌段病变；
D. 右肺下叶背段结节

叶尖段亚段 TBLB（经支气管肺活检术）。术后患者出现胸闷、气短、左侧胸痛，当日上午复查胸部 X 线未见明显异常。当日下午患者诉症状加剧，复查胸部 X 线提示左侧气胸，予以行左侧胸腔闭式引流术和吸氧治疗。复查胸片，提示左肺复张后拔除左侧胸腔引流管。病理示（右肺上叶尖段 TBLB 活检）肺泡上皮不典型增生，不除外腺癌，建议取较大组织活检。VENTANA 结果：ALK D5F3（−），PD-L1 22C3（0）。免疫组织化学结果：CKpan（＋），TTF-1（＋），Napsin-A（＋/−），p40（−），CK5/6（−）。（左上固有段 TBLB 活检）肺组织及少许支气管黏膜慢性炎。

诊断：右肺上叶腺癌（$T_4N_0M_{1a}$，Ⅳ期），EGFR 19DEL。

2023 年 02 月 20 日开始口服奥希替尼 80mg 每日

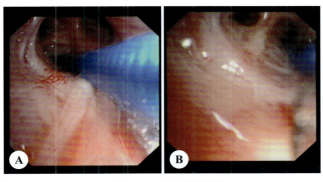

▲ 图 9-2　支气管镜活检

A. 左肺上叶活检；B. 右肺上叶尖段活检

一次靶向治疗。2023 年 4 月复查胸部 CT（图 9-3），左肺上叶舌段、右肺上叶尖段病灶较前均有吸收好转，疗效评价 PR，继续予以奥希替尼靶向治疗。

【难点分析】

患者为高龄，因呼吸道症状发现双肺阴影，结合肺部病灶影像学特点及血 CEA 升高，考虑肺癌可能性大，不除外转移及多原发可能。患者不具备手术根治治疗指征，因此获得病理诊断及明确基因突变状态至关重要。患者双肺病灶密度较低，穿刺活检风险较大，不具备 CT 定位下穿刺活检适应证。

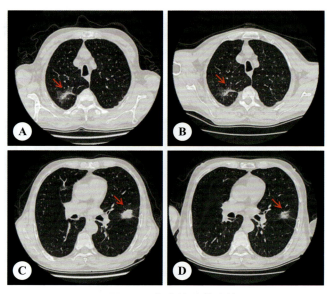

▲ 图 9-3　靶向治疗的疗效
A 和 B. 靶向治疗前胸部 CT；C 和 D. 靶向治疗后胸部 CT

进一步行血液液体活检，ARMS 荧光定量 PCR 明确存在 EGFR 外显子 19DEL 突变，行右肺病灶 TBLB 获得了腺癌诊断依据。为进一步奥希替尼靶向治疗提供了依据。治疗 1 个月后的随访证实疗效评价 PR，治疗有效。

【专家点评】

对于多发的肺内结节的诊断和鉴别诊断，在临床中是经常遇到的实际问题，对于怀疑多原发的肺内恶性病变，最佳模式可能是多病变的活检，结合基因检测，评估病变性质。

【病种介绍】

非小细胞肺癌是最常见的肺癌病理类型，占所有肺癌病例的 80%～85%。驱动基因突变在肺腺癌较常见，在亚裔及我国国人中，肺腺癌患者 EGFR 基因突变阳性率约为 48.5%。最常见的 EGFR 基因突变是外显子 19 中的缺失和外显子 21 中 L858R 的突变。两种突变均导致酪氨酸激酶结构域激活，并且两者都与小分子酪氨酸激酶抑制药的灵敏度相关，因此，这些突变被称作 EGFR 敏感突变。EGFR 敏感突变的晚期非小细胞肺癌患者可以从 EGFR-TKI（如埃克替尼、厄罗替尼、达克替尼、奥希替尼、阿美替尼等）一线治疗中获益，无论是无疾病进展生存期还是总生存期方面都能得到改善。因此，对于

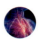
初诊肺癌的患者，病理诊断及驱动基因状态的评估至关重要。

【诊疗流程】

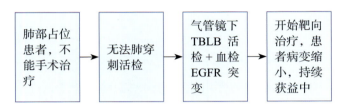

肺部占位患者，不能手术治疗 → 无法肺穿刺活检 → 气管镜下 TBLB 活检＋血检 EGFR 突变 → 开始靶向治疗，患者病变缩小，持续获益中

参考文献

[1] 中国临床肿瘤学会（CSCO）.非小细胞诊疗指南（2022 版）[M]. 北京：人民卫生出版社，2022: 92–103.

病例 10
局晚期肺鳞癌同步放化疗后免疫治疗

【病例介绍】

患者男性，73 岁，胸背部疼痛 2 个月。

1. 现病史 患者于 2022 年 4 月开始出现胸背部疼痛，未就诊。因疼痛加重，于 2022 年 6 月 30 日就诊于当地医院，行胸部 CT 检查发现左肺下叶脊柱旁肿物，考虑恶性可能。于 2022 年 7 月 3 日就诊于北京某医院，行全身 PET-CT（2022 年 7 月 5 日）考虑左肺下叶结节伴高代谢，累及左胸膜，纵隔并包绕降主动脉，侵及邻近 T_7 椎体。考虑肺癌可能性大而住院。

2005 年因胆结石行胆囊摘除术，2022 年 7 月发现血糖升高，空腹 7.0mmol/L。患者吸烟 50 年，日均 20 支，饮酒 50 年，日均 100ml。

本病例是不可手术的局晚期 NCLC，既往的指南推荐的同步的放化疗。而进入免疫治疗时代，PACIFIC 研究改变了既往治疗的模式。同步放化疗稳定患者给予 PD-L1 抑制药维持治疗 12 个月，明显提高患者的 5 年生存率。本例患者同步放化疗后，疗效 PR。沿用 PACIFIC 治疗模式，给予度伐利尤单抗每 2 周维持治疗，目前一直维持病情稳定。虽然治疗过程中出现间质肺炎，对症治疗后缓解吸收，是可耐受的。

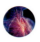
2.诊疗经过　患者入院后给予肺穿刺活检病理：肺鳞癌，PD-L1（22C3）5%。NGS 基因检测：EGFR 扩增。全面检查后，诊断分期：左肺下叶鳞癌 $T_4N_0M_0$，侵及胸膜、纵隔、T_7 椎体，PD-L1 5%，EGFR 扩增。因为肺鳞癌局部晚期，多学科会诊意见：可以行胸外科联合骨科手术。考虑到患者年龄偏大，手术复杂，家属拒绝手术。经本院 MDT 讨论，不具备根治手术条件，建议给予同步放化疗，于 2022 年 8 月 2 日和 9 月 2 日开始第 1～2 个周期化疗方案为白蛋白紫杉醇 200mg d、dg; 联合卡铂 250mg d/q21d。于 2022 年 9 月 5 日给予三维调强放疗，左肺癌灶 + 受累胸椎，DT：4000cGy/16 次 /3.5 周（单次 2.5cGy）。患者放疗期间出现 2 度放射性食管炎，给予对症治疗后缓解。放疗期间完成第 3 周期化疗患者于 2022 年 10 月 10 日结束放疗。于 2022 年 10 月 25 日出现发热，咳嗽，喘。胸部 CT 显示新出现双肺渗出影，考虑放射性肺炎，给予激素及抗生素治疗后症状缓解。2022 年 12 月复查胸部 CT，双肺渗出病灶已吸收，左肺留有纤维条索影。患者同步放化疗疗效达 PR，于 2022 年 12 月 3 日及 2023 年 1 月 11 日完成 3～4 周期度伐利尤单抗 1500mg 联合白蛋白紫杉醇 200mg D_1、D_8 治疗。2023 年 2 月全面复查，肿瘤病灶稳定，给予度伐利尤单抗 1500mg 单药维持治疗。4 月份复查，肿瘤病灶稳定。

3.影像检查　见图 10-1 至图 10-4。

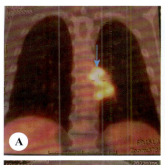
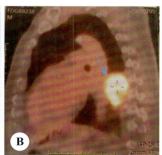
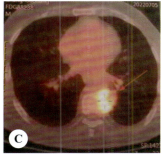

▲ 图 10-1　**2022 年 7 月 5 日 PET/CT 检查，可见左肺下叶高代谢肿瘤病灶**

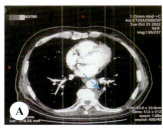
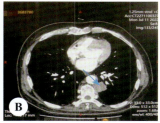

▲ 图 10-2　同步放化疗后肿瘤明显缩小

A. 2022 年 10 月 25 日胸部 CT；B. 2022 年 7 月 11 日胸部 CT

【难点分析】

对于不可切除的局部晚期 NSCLC，单纯化疗患者 5 年生存率仅为 3%～10%。CALGB8433 研究最

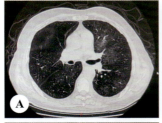
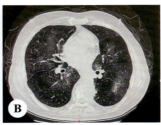
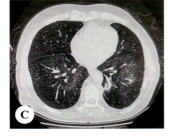

▲ 图 10-3　2022 年 10 月 25 日放疗后出现双肺渗出病变，考虑放射性肺炎，图示渗出病变

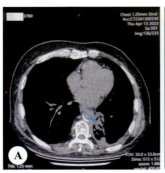
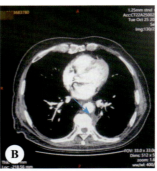

▲ 图 10-4　随访复查胸部 CT

A. 2023 年 4 月 13 日胸部 CT；B. 2022 年 10 月 25 日胸部 CT

早报道了对于局部晚期 NSCLC 序贯化放疗的疗效优于单纯放疗，5 年生存率为 17% 和 6%（ P=0.012 ）。NSCLC 协作组的 Meta 分析进一步证实，放化综合治疗较单纯放疗能够延长局部晚期 NSCLC 的

生存时间（*P*=0.006）。随后进行的 RTOG9410 及 2010 年发表的 Meta 分析的结果，对于局部晚期 NSCLC，同步放化疗较序贯放化疗能够进一步提高生存率（*P*=0.004）和局部控制率（*P*=0.01）。接受同步放化疗的局部晚期 NSCLC 患者的 5 年生存率为 13.9%～29%，中位生存时间为 12～26 个月。所以根治性同步放化疗，推荐为不可手术局部晚期肺癌的标准治疗。

本病例采取同步放化疗的模式给予治疗，提高局控率及总生存。有 Meta 分析显示，放射性食管炎是接受同步放化疗 NSCLC 患者常见的不良反应症状，症状性（≤2 级）放射性食管炎发生率 50.2%，但致死性放射性食管炎发生率<1%。本病例出现 2 度放射性食管炎，对症治疗后好转。放射性肺炎是肺癌放疗中最重要的剂量限制性毒性，有 Meta 分析显示肺癌同步放化疗相关症状性放射性肺炎与 V20（*P*=0.008），PC 方案化疗（*P*<0.001）及患者年龄（*P*=0.09）有关。与三维适形放疗相比，调强放疗能够进一步降低平均肺剂量及 V20，从而减少放射性肺毒性，还可以降低脊髓及其他危机器官受量。本例患者采取三维调强技术，虽然出现放射性肺炎，给予对症激素及抗生素治疗后缓解。对于不可切局部晚期肺癌同步放化疗后未进展患者，PACIFIC 研究显示应用度伐利尤免疫维持与安慰剂相比，PFS：16.9 个月 vs. 5.6 个

月（HR=0.55，95%CI 0.45～0.68），OS：47.5 个月 vs. 29.1 个月（HR=0.72 95%CI 0.59～0.89）。最新公布的 5 年 OS 率：42.9% vs. 34.6%，PFS 率：33.1% vs. 19.0%。NCCN 指南、CSCO 指南、ESMO 指南推荐，不可手术Ⅲ期 NSCLS 同步根治性放化疗后，度伐利尤巩固维持治疗 12 个月。本病例同步放化疗后，放射性肺炎缓解后，采用 PACIFIC 研究的模式，先给予单药化疗联合度伐利尤 2 周期，以后单药给予度伐利尤维持治疗。肿瘤病灶一直稳定。

【专家点评】

此病例为不可手术局部晚期非小细胞肺癌。局部晚期非小细胞肺癌异质性强，治疗复杂，需要多学科治疗。既往不可手术局部晚期非小细胞肺癌治疗指南是同步放化疗。进入免疫时代，同步放化疗后未进展的患者给予免疫药物 PD-L1 抑制药维持，可以延长患者的中位 PFS 和 OS。PACIFIC 研究显示，应用度伐利尤免疫维持，中位 PFS 为 16.9 个月，中位 OS 为 47.5 个月，已成为新的治疗指南。

【病种介绍】

肺癌是我国发病率和死亡率最高的恶性肿瘤，其中 NSCLC 约占肺癌 85%。接近 1/3 的 NSCLC 患者确诊时即为局部晚期 NSCLC。而更加沮丧的是，大多数局晚期 NSCLC 确诊时已失去最佳手术机会，其规范的治疗措施是同步放化疗，但即便接受规范治疗，大多数患者仍然会复发，5 年生存率仅为 15%～25%。对于不可手术局部晚期 NSCLC，Ⅰ级推荐：多学科协作组（MDT）讨论；根治性同步放化疗；度伐利尤单抗同步放疗后的巩固治疗。虽然 PACIFIC 研究显示应用度伐利尤免疫维持把 5 年生存率提高到 42.9%。但是对于不可切除的局晚期 NSCLC，进一步提高 5 年生存率还是任重道远。近来有研究对于局部晚期 NSCLC 进行免疫联合化疗诱导治疗后，再给予放疗及免疫维持，有望进一步提高 5 年生存率。

【诊疗过程】

以下为本例患者的具体诊疗流程。

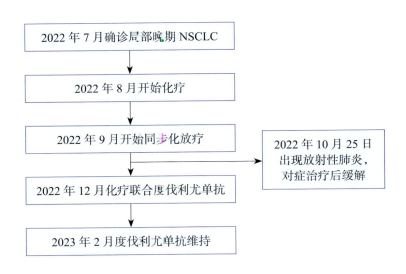

参考文献

[1] Perez CA, et al. A prospective randomized study of various irradiation doses and fractionation schedules in the treatment of inoperable non-oat-cell carcinoma of the lung. Preliminary report by the Radiation Therapy Oncology Group [J]. *Cancer*, 1980, 45(11):2744–2753.

[2] Dillman RO, et al. A randomized trial of induction chemotherapy plus high-dose radiation versus radiation alone in stage III non-small-cell lung cancer [J]. *N Engl J Med*, 1990, 323(14):940–945.

[3] Furuse K, et al. Phase III study of concurrent versus sequential thoracic radiotherapy in combination with mitomycin, vindesine, and cisplatin in unresectable stage III non-small-cell lung cancer [J]. *J Clin Oncol*, 1999, 17:2692–2699.

[4] Aupérin A, et al. Meta-analysis of concomitant versus sequential radiochemotherapy in locally advanced non-small-cell lung cancer [J]. *J Clin Oncol*, 2010, 28:2181–2190.

[5] David R Spigel, et al. Five-Year Survival Outcomes From the PACIFIC Trial: Durvalumab After Chemoradiotherapy in Stage III Non-Small-Cell Lung Cancer [J]. *J Clin Oncol*, 2022, 40(12):1301–1311.

病例 11
晚期肺腺癌合并系统性硬化患者的诊治

【病例介绍】

患者女性，32岁。主诉间断咳嗽、气短4个月余。

1. 现病史 2022年5月因"间断咳嗽、气短"就诊于某医院，发现右侧大量胸腔积液，诊断为"肺结核，结核性胸膜炎，右侧，涂片（−），初治"，先后抽取淡黄色胸腔积液约10 000ml（化验不详），予HRZE抗结核治疗。

2022年8月23日因"胸痛"来我院门诊，支气管镜检查（图11-1）可见，右主、右上、右中下支气管黏膜病变伴管腔狭窄，右肺中叶支气管黏膜活检病理：少许异型细胞，结合免疫组织化学，不除外分化差的癌。

支气管肺泡灌洗液X-pert阳性，结核杆菌DNA含量极低，无突变检

患者晚期肺腺癌合并系统性硬化症，应用抗血管+化疗效果好。果好。患者自身免疫性疾病控制良好，后续肿瘤如再进展可以考虑免疫治疗。

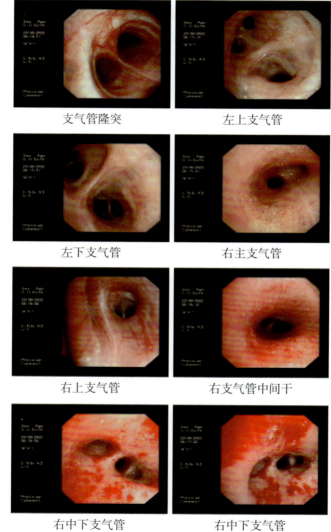

支气管隆突　　　　　　　　左上支气管

左下支气管　　　　　　　　右主支气管

右上支气管　　　　　　右支气管中间干

右中下支气管　　　　　　　右中下支气管

▲ 图 11-1　2022 年 8 月 23 日支气管镜检查

出；异烟肼耐药基因检测阴性，抗酸涂片阴性。

2. 既往史 2013 年协和医院诊断为系统性硬化症合并间质性肺病（SSc-ILD），口服复甦片治疗，2018 年停药。

3. 家族史 无特殊家族遗传史。

4. 体格检查 全身皮肤散在暗红色色素沉着，双手、前臂、面及颈部皮肤为著；双手指肿胀、变硬，指间皮肤皱褶消失，指尖可见凹陷褶皱；颜面部皮肤变硬，鼻唇变薄、唇周出现放射状沟纹，张口轻度受限，伴颜面部皮肤色素沉着（图 11-2）；余未见异常。

5. 诊疗经过 2022 年 9 月 23 日，右下肺穿刺病理：腺癌（含腺泡及乳头亚型成分）。ALK（-），PD-L1 22C3（0）；IHC：CK7（+），TTF-1（-），Napsin-A（-），CK20（-），CDX-2（局灶+），Villin（+）。NGS 检测：KRAS-K117N，丰度 38.83%。

6. 影像检查 胸部 CT 检查见图 11-3。腹部

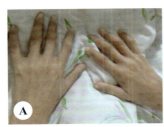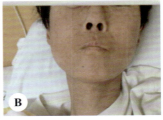

▲ **图 11-2　患者基线体格检查**

A. 患者双手的皮肤改变；B. 患者的颜面皮肤改变

CT 提示肝转移可能，腹腔及腹膜后淋巴结转移可能（图 11-4）。头部 MRI、颈部超声及全身骨扫描未见转移。胃肠镜基本排除消化道肿瘤。

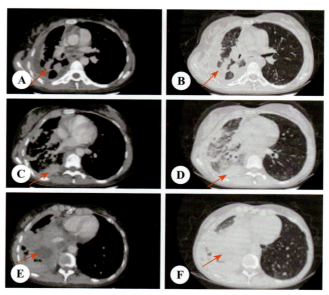

▲ 图 11-3　治疗前的胸部 CT

A 和 B. 右侧胸腔积液；C 和 D. 右胸膜病变；E 和 F. 右肺膨胀不全

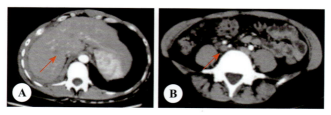

▲ 图 11-4　治疗前的腹部 CT 表现

A. 肝右叶转移灶；B. 腹腔淋巴结转移

结合院外大量单侧胸腔积液（化验不详）、影像学肺内多发斑片、结节状影、PPD 实验阳性、支气管肺泡灌洗液 X-pert 阳性可能，考虑肺结核无法排除诊断。建议 HR 抗结核治疗半年后停药。

7. 确定诊断 ①右肺下叶腺癌 $T_{2a}N_0M_{1c}$ IV 期，左肺转移，右侧胸膜转移，右侧肋骨转移，肝转移，腹腔及腹膜后淋巴结转移可能，少量心包积液，转移？②继发性肺结核不除外。③系统性硬化症伴双肺间质改变。

8. 治疗前评估患者 SSc 病情

(1) 查体：全身皮肤散在暗红色色素沉着，双手、前臂、面及颈部皮肤为著；双手指肿胀、变硬，指间皮肤皱褶消失，指尖可见凹陷褶皱；颜面部皮肤变硬，鼻唇变薄、唇周出现放射状沟纹，张口轻度受限，伴颜面部皮肤色素沉着。

(2) 化验室检查：自身抗体抗 Scl-70（＋），ESR 44mm/h↑。

(3) 多系统检查：呼吸系统：胸 CT 提示左肺间质性改变。血气示 PaO_2 71mmHg，$PaCO_2$ 47mmHg。循环系统：ECG、心肌酶正常；心脏超声正常（LVEF=68%）。泌尿系统：尿检未见蛋白尿血尿，肌酐清除率正常，离子电解质均正常。消化系统：无相关症状或体征。骨及关节：无相关症状或体征。神经系统：无相关症状或体征。

9. 治疗 2022 年 10 月 2 日开始，培美曲塞＋卡铂＋贝伐珠单抗一线治疗 6 周期。BEV 300mg D_1，PEM 800mg D_1，CBP 600mg D_1，q21。2 周期后复查，PR。4 周期后复查（图 11-5），维持 PR。

10. 治疗后重新评估患者 SSc 病情

(1) 皮损：无加重。

(2) 化验室检查：ESR 49mm/h↑；hrCRP 7.53mg/L；补体 C3/C4 及免疫球蛋白均正常；抗 ANA 抗体（＋），1∶320；抗 Scl-70 抗体（＋），31.9AI。外周血淋巴细胞亚群分析大致正常。

(3) 内脏器官检查：ILD 无加重。余未见受累征象。

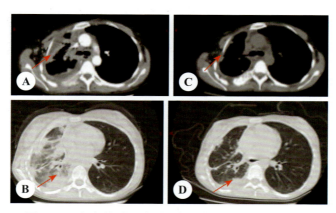

▲ **图 11-5** 患者接受化疗联合抗血管治疗 4 个周期后的胸膜病变缩小明显

A 和 B. 患者接受化疗联合抗血管治疗前；C 和 D. 患者接受化疗联合抗血管治疗 4 个周期后

【难点分析】

肺癌，合并系统性硬化症，应用抗血管＋化疗效果好。请协和医院会诊后考虑后续可以免疫治疗。

【专家点评】

本病例为一例年轻的驱动基因阴性晚期肺腺癌女患者，合并系统性硬化症（硬皮病）。考虑到抗肿瘤全身治疗，尤其是免疫治疗可能会造成免疫系统异常，造成自身免疫病加重，在治疗前后需要仔细评估自身免疫病的稳定情况。该患者治疗前硬皮病只有颜面部、躯干、双手皮肤受累，无内脏受累，为稳定期。给予化疗联合抗血管治疗后肿瘤控制良好，硬皮病无加重，是一例治疗成功的案例。如后续疾病进展可考虑 PD1/PD-L1 免疫检查点抑制药。

相比于正常人，自身免疫疾病的患者患癌的风险明显增高。自身免疫性疾病是否是免疫检查点抑制药应用的禁忌证呢？这个问题需要综合患者免疫疾病类型、疾病活动度、治疗过程中的反应等综合确定。其中，仅有皮肤、关节部位受累的稳定性自身免疫性疾病患者可考虑应用免疫检查点抑制药抗肿瘤。而内脏受累、活动性自身免疫性疾病患者暂不推荐应用免疫检查点抑制药。有研究证实自身免疫疾病的患者接受免疫检查点抑制药的疗效不劣于不合并自身免疫性疾病患者。对于该类患者，密切的免疫病多系统评估是必须的，需要肿瘤科和风湿免疫科共同协作。

【病种介绍】

原发性支气管肺癌（以下简称"肺癌"）是我国发病率和死亡率最高的恶性肿瘤，2016 年我国肺癌新发病例人数约为 82.8 万，死亡病例人数约为 65.7 万，而 2022 年预计新发病例人数约为 87 万，死亡病例人数约为 76 万。非小细胞肺癌（NSCLC）是肺癌中最常见的病理类型，对于非敏感基因突变患者，化疗联合治疗成为了标准选择，免疫节点抑制药带来了肿瘤患者的生存获益，而患有免疫系统基础疾病患者，免疫治疗的获益及风险，成了我们需要关注的问题，针对不同个体化情况，部分患者安全性尚好。

【诊疗过程】

以下为本例患者的诊疗过程。

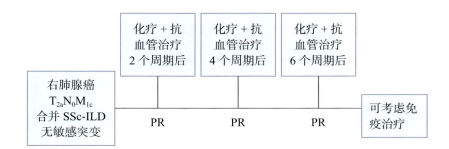

参考文献

[1] Gokhan Sargin, Taskin Senturk, Songul Cildag. Systemic sclerosis and malignancy [J]. *Int J Rheum Dis*, 2018,21(5):1093–1097.

[2] Bonifazi, Martina, Tramacere, et al. Systemic sclerosis (scleroderma) and cancer risk: systematic review and meta-analysis of observational studies [J]. *Rheumatology (Oxford)*, 2013, 52(1):143–154.

[3] Hummers LK, Visvanathan K, Richardson C, et al. Autoantibodies and scleroderma phenotype define subgroups at high-risk and low-risk for cancer [J]. *Ann Rheum Dis*, 2018, 77:1179–1186.

病例 12
EGFR 突变阳性合并 ALK 重排的晚期肺癌

此例 ALK 及 EGFR 双突变，EGFR-TKI 疗效不佳，ALK-TKI 治疗有效。目前文献显示，双突变患者治疗疗效差于单纯敏感变异。

【病例介绍】

患者男性，35 岁，主诉胸闷 20 余天入院。

1. 现病史 2022 年 1 月出现胸闷、气短，就诊于北京市某医院，B 超提示右侧胸腔大量积液，予胸腔置管引流，共引流 4400ml 血性胸腔积液。2022 年 2 月 17 日我院门诊行胸部增强 CT，显示右侧中至大量胸腔积液。2022 年 2 月 17 日予胸腔穿刺置管引流术，行胸腔积液包埋，病理：积液离心物查到癌瘤细胞，免疫组织化学支持肺腺癌转移，ALK 融合 D5F3（＋），胸腔积液细胞病理 NGS：EGFR 19del（p.E746-A750del），丰度 15.28%，无其他伴随突变（后期复核 ALK 融合 E13A20 丰度极低 -1.1822）。2022 年 2 月 23 日于我院行右肺下叶穿刺，病理：腺癌，免疫组织化学 ALK 融合 D5F3（＋）。确定诊断：右肺下叶腺癌 $T_4N_2M_{1c}$，ⅣB 期，右侧胸膜转移，EGFR 敏感突变（19DEL）ALK 融合

2. 既往史 否认肝炎、结核、疟疾病史，否认高血压、心脏病病史，否认糖尿病、脑血管疾病、精神疾病病史，否认手术、外伤、输血史，否认食物、药物过敏史，预防接种史不详。

3. 家族史 否认冠心病、高血压、糖尿病、肿瘤和遗传性疾病家族史。

4. 体格检查 胸廓正常，胸骨无叩痛。呼吸运动正常，肋间隙正常，语颤正常，无胸膜摩擦感，无皮下握雪感，呼吸运动正常，叩诊清音，呼吸规整，右下肺呼吸音低，双侧肺未闻及干、湿啰音。心前区无隆起，心尖冲动正常，无震颤，无心包摩擦感，心浊音界正常，心率 70 次 / 分，心音正常，律齐，无杂音，无心包摩擦音。无周围血管征。脊柱四肢、腹部未见异常。

5. 诊疗经过 2022 年 2 月 28 日开始一线口服埃克替尼 125mg，每日 3 次治疗（图 12-1）。靶向治疗 1 个月余无效，疾病进展，胸腔积液控制不佳，出现头晕恶心，发现脑转移。2022 年 4 月 15 日开始口服奥希替尼 80mg，每日 1 次治疗，患者胸闷气憋加重，疾病继续进展，2022 年 4 月 29 日开始加服阿来替尼 600mg，每日 2 次治疗，用药后 1 周患者症状明显缓解，头晕恶心消失，咳嗽气喘明显减

轻，1 个月后复查，肿瘤疗效评估 PR，后持续服用阿来替尼，患者 2023 年 12 月复查，仍处于 PR 状态（图 12-2 和图 12-3）。

【难点分析】

此例 ALK 及 EGFR 双突变，EGFR-TKI 疗效不佳，ALK-TKI 治疗有效。目前文献显示，双突变患者治疗疗效差于单纯敏感变异。

【专家点评】

晚期非小细胞肺癌的驱动基因包括常见的 EGFR 突变以及相对少见的 ALK 融合，驱动基因

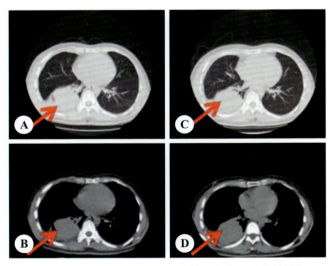

▲ 图 12-1　埃克替尼靶向治疗前后右肺下叶病灶影像
A 和 B. 治疗前的胸部 CT 影像；C 和 D. 靶向治疗 1.5 个月后

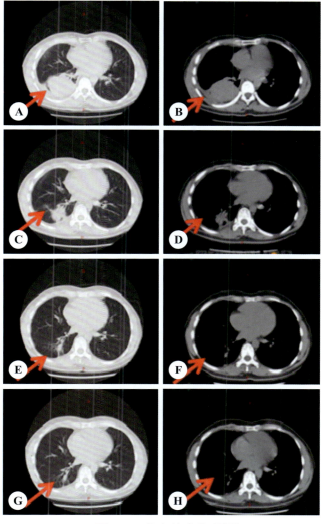

▲ 图 12-2　靶向治疗前后影像

A 和 B. 奥希替尼治疗后的胸部 CT 影像；C 和 D. 阿来替尼联合奥希替尼治疗 2 周后的胸部影像；E 和 F. 阿来替尼治疗 7 个月的胸部影像；G 和 H. 阿来替尼治疗 17 个月的胸部影像

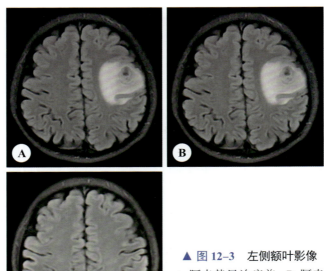

▲ 图 12-3　左侧额叶影像
A. 阿来替尼治疗前；B. 阿来替尼治疗 1 个月余；C. 阿来替尼治疗 8 个月后

的出现往往是互斥的，而对于极少部分患者来说，可能出现 EGFR 敏感突变和 ALK 融合同时出现的情况，而这部分患者的治疗目前缺乏循证医学证据。针对两种通路的驱动抑制作用，还是联合针对两个通路的靶向治疗，取决于每一个精确的个体化治疗。

【病种介绍】

肺癌是全球癌症死亡的主要原因，2015 年我国肺癌新发病例 73.3 万，死亡病例 61.0 万，发病率和死亡率均居恶性肿瘤的首位。非小细胞肺癌（NSCLC）占所有肺癌的80%，且大多数NSCLC患者确诊时即为晚期，以化疗等全身性治疗为主。近20多年来，随着分子医学发展和肺癌靶向药物不断涌现，肺癌治疗已进入针对驱动基因的个体化分子靶向"精准"治疗的时代，其疗效显著且具有良好的安全性，正成为晚期NSCLC的标准治疗方法。目前临床应用的个体化分子靶向治疗主要针对表皮生长因子受体（EGFR）基因突变型和间变性淋巴瘤激酶（anaplastic lymphoma kinase，ALK）基因重排型肺癌。近年来发现存在同时具有EGFR突变和ALK重排的NSCLC患者（又称EGFR突变和ALK重排双阳性），虽然EGFR突变和ALK重排双阳性的肺癌患者仅占NSCLC的0.33%～1.3%，但在我国每年新发双阳性患者肺癌例数接近35000例，诊断出双阳性患者，给予合适的治疗是非常重要的。双阳性患者，治疗可选取EGFR-TKI和ALK-TKI，最好能基于磷酸化的水平合理的选择靶向药物，可使其发挥最大的效能。EGFR突变和ALK重排的共存可能也会影响TKI的治疗，引发耐药，其作用机制和治疗策略还需要深入的研究。

【诊疗过程】

以下为本例患者的诊疗流程。

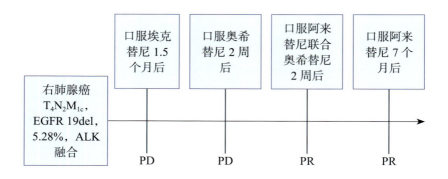

参 考 文 献

[1] 余萍. EGFR 突变和 EML4–ALK 重排共存的非小细胞肺癌的研究进展 [C]. 第九届中国肿瘤内科大会、第四届中国肿瘤医师大会、中国抗癌协会肿瘤临床化疗专业委员会 2015 年学术年会, 2015.

[2] 杨新官. EGFR 突变与 ALK 重排型肺癌的影像组学研究进展. 国际医学放射学杂志 [J]. 2018, 41(4):5.

[3] Baldi L, Mengoli MC, Bisagni A, et al. Concomitant EGFR mutation and ALK rearrangement in lung adenocarcinoma is more frequent than expected: report of a case and review of the literature with demonstration of genes alteration into the same tumor cells [J]. *Lung Cancer*, 2014, 86:291–295.

[4] Thumallapally N, Yu H, Farhan M, et al. Concomitant Presence of EGFR and ALK Fusion Gene Mutation in Adenocarcinoma of Lung: A Case Report and Review of the Literature [J]. *J Pharm Pract*, 2018, 31:244–248.

[5] Zhao D, Fan J, Peng L, et al. Two different patterns of lung adenocarcinoma with concomitant EGFR mutation and ALK rearrangement [J]. *Tumori*, 2022, 108:12–18.

[6] Nardone V, Romeo C, D'Ippolito E, et al. The role of brain radiotherapy for EGFR- and ALK-positive non-small-cell lung cancer with brain metastases: a review [J]. *Radiol Med*, 2023, 128:316–329.

病例 13
腺性乳头状瘤的诊治

【病例介绍】

患者女性，66岁。体检发现左肺下叶结节1个月。

1. 现病史 患者1个月前因健康体检发现左肺下叶结节，肺癌可能。无发热，无咳嗽咳痰，无咯血，无胸闷憋气，无心慌胸痛，无乏力盗汗等自觉不适，无上腔静脉压迫症状、关节痛等。我院门诊CT检查报告示左肺下叶基底段胸膜下结节，大小为1.3cm×1.0cm，恶性病变不除外。为进一步诊治收住入院。

2. 既往史 20年前患肺结核，用药1年半，具体不详。否认肝炎、高血压、心脏病、糖尿病、脑血管疾病、精神疾病史；否认手术、外伤、输血史；否认食物、药物过敏史，预防接种史不详。

腺性乳头状瘤是肺原发罕见的良性肿瘤，临床与影像学没有特征性，明确诊断主要依靠病理。手术是治愈的唯一治疗方式。

3. 家族史　否认冠心病、高血压、糖尿病、肿瘤和遗传性疾病家族史。

4. 体格检查　一般情况良好，营养良好，浅表淋巴结未及肿大。双肺呼吸音清，未闻及干、湿啰音。心律齐，各瓣膜听诊区未闻及杂音。腹平软，无明显压痛、反跳痛及肌紧张，未触及包块，肝脾肋下未及。

5. 诊疗经过　入院后完善全身检查。血常规、肝肾功能、肿瘤标志物五项、CA 三项均正常。TB-SPOT 阴性。气管镜检查未见异常。灌洗液及刷检细胞学未见癌瘤细胞。

胸部 CT（图 13-1）：左肺下叶基底段胸膜下结节，密度欠均匀，大小约 1.3cm×1.0cm，边界清晰，边缘不光滑。

入院诊断：左肺下叶结节，肺癌？其他？

术前分析：患者为老年女性，左肺下叶外周肺可见实性占位，考虑周围性肺癌可能性大，结合

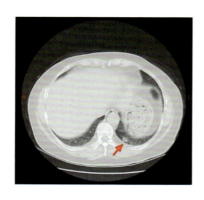

◀ **图 13-1　CT 表现左肺下叶结节（红箭）**

CT、B 超等检查，除外转移，拟行病灶切除术，术中冰冻明确病变性质。

术者所见：胸腔镜下探查见病变位于左肺下叶基底段胸膜下结节，大小约 1.3cm×1.0cm，质中等，周围型。行 VATS 辅助小切口左肺下叶楔形切除术。

术中冰冻病理结果回报，（左肺下叶结节）楔形切除，乳头状腺瘤，待石蜡切片。

术后病理：大体所见为肺组织一块，大小为 6.6cm×2.0cm×1.3cm，切面可见一灰粉结节，大小为 1.3cm×1.0cm×0.7cm，紧邻胸膜，距离切缘 0.5cm，中央可见一空洞，直径约 0.8cm（图 13-2）。

镜下所见：肿瘤细胞排列呈乳头状结构，宽大轴心可见淋巴细胞浸润，被覆上皮呈柱状、纤毛细胞，夹杂黏液细胞，伴淋巴细胞灶性浸润（图 13-3，100×），肿瘤组织在肺组织内有延伸（图 13-4，200×，红框内）。

病理诊断：（左肺下叶病灶）楔形切除标本为良性病变，符合腺性乳头状瘤。

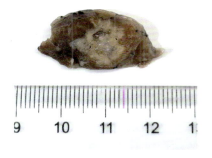

◀ 图 13-2 肺组织切面可见灰囊结节，届清，可见空洞

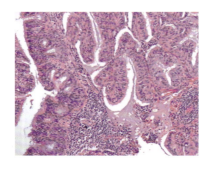

◀ 图13-3　肿瘤细胞排列呈乳头状结构，轴心可见淋巴细胞浸润

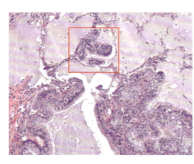

◀ 图13-4　肿瘤组织在肺组织内有延伸（红框内）

　　免疫组织化学结果：CK7（＋），CKpan（＋），TTF-1（＋），Napsin-A（－），p40（＋），CK5/6（＋），CEA（＋），P63（＋），P53（－），Ki67（＜1%），CD56（－），CgA（－），Syn（－），CDX-2（－），CK20（－），CD34（－），D2-40（－），Vimentin（－）。

　　特殊染色结果：PAS染色（＋）。

　　患者术后恢复情况良好。随访2年，未见肿瘤复发征象。

【难点分析】

　　本病例为老年女性，体检发现病变，无自觉症状；CT 表现左肺下叶基底段胸膜下结节，密度欠均匀，大小约 1.3cm×1.0cm，边界清晰，边缘不光滑。影像学表现与外周型肺癌难以鉴别。术中冰冻病理提示乳头状腺瘤，为良性病变。经与患者家属充分沟通，决定仅行局部切除手术。最终确诊为腺性乳头状瘤，患者恢复情况及预后良好。

该类肿瘤比较罕见，影像学表现与组织学形态与腺癌比较类似。病理诊断比较疑难，需要病理诊断医师深厚的诊断功底及长期的诊断经验，在冰冻的紧迫时间内能够想到该疾病。比较明确的病理诊断，可以协助外科医师给患者制订最优势的治疗方案，楔形切除的术式，给患者最大限度地保留肺组织，使患者受益。

病变性质的确定为本病例的难点，需要病理科医师的大力支持，并与患者及家属进行充分的沟通知情，从而做出手术决策。

【专家点评】

胸外科：腺性乳头状瘤是一种罕见的肺部良性肿瘤，临床上多数无症状，多于胸部体检时无意发现。影像学常表现为孤立性结节，通常位于肺野外周。肿瘤的明确诊断需要病理。术中冰冻确诊后，完整切除，防止复发。

影像科：腺性乳头状瘤是比较罕见的良性肺原发肿瘤，影像学没有特征性，与肺癌、结核等肺占位性病变难以鉴别，明确诊断依赖病理诊断。

病理科：肺部原发的腺性乳头状瘤是一种罕见的原发性肺肿瘤。2021 年《WHO 胸部肿瘤分类第 5 版》中，将肺部的支气管乳头状瘤按被覆上皮成分及生长方式不同分为 3 种，即鳞状细胞乳头状瘤、腺性乳头状瘤及肺混合性鳞状细胞和腺性乳头状瘤。该类肿瘤在肺部的发病率极低，仅为 0.1% 左右。该肿瘤因为非常罕见，临床与病理医师对其认识不足，术中冰冻诊断易误诊为腺癌。腺性乳头状瘤组织学表现双层上皮，纤维血管或透明变性的轴心。复层或假复层柱状上皮可以形成微乳头簇。一致的非纤毛的柱状上皮具有嗜酸性胞质和规则的圆形核，夹杂着黏液细胞。纤维血管轴心可见浆细胞浸润。腺性乳头状瘤需要与黏液表皮样癌、黏液腺瘤、腺癌、细支气管腺瘤 / 纤毛黏液结节性乳头状肿瘤、支气管柱状上皮化生等进行鉴别。该类肿瘤患者预后较好，一般行肺楔形切除或肺叶切除即可达到根治的目的。首次切除不干净，可能复发。极个别病例报道，该肿瘤术后复发并恶变。

【病种介绍】

腺性乳头状瘤是肺原发罕见的良性肿瘤，发病率仅为 0.1% 左右，且临床与影像学没有特征性，明确诊断主要依靠病理。该疾病的发病机制并不明确，可能与吸烟具有相关性，但未得到证实。因发病率较低，临床医师与病理医师认识不足，冰冻较易误诊。腺性乳头状瘤需要与黏液表皮样癌、黏液腺瘤、腺癌、细支气管腺瘤 / 纤毛黏液结节性乳头状肿瘤、支气管柱状上皮化生等进行鉴别。该类肿瘤患者预后较好，一般行肺楔形切除或肺叶切除即可达到根治的目的。首次切除不干净，可能复发。极个别病例报道，该肿瘤术后复发并恶变为腺癌。

【诊断流程图】

以下为本例患者的诊疗过程。

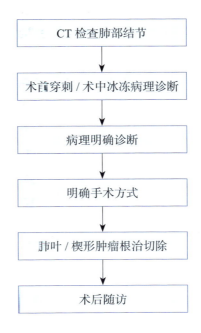

```
        CT 检查肺部结节
              ↓
  术首穿刺 / 术中冰冻病理诊断
              ↓
         病理明确诊断
              ↓
         明确手术方式
              ↓
  肺叶 / 楔形肿瘤根治切除
              ↓
         术后随访
```

参考文献

[1] Borczuk AC, Cooper WA, Dacic S, et al. WHO Classification of Tumours of Thoracic Tumours [M]. 5th ed, Lyon(France): International Agency for Research on Cancer, 2021: 37–40.

[2] Tryfon S, Dramba V, Zoglopitis F, et al. Solitary papillomas of the lower airways: epidemiological, clinical, andtherapeutic data during a 22–year period and review ofthe literature [J]. *J Thorac Oncol*, 2012,7(4):643–648.

[3] 车稳 , 柳蒋书 , 陈晓炎 , 等 . 肺混合性鳞状细胞和腺性乳头状瘤 2 例临床病理特征及冷冻切片病理诊断误诊分析 [J]. 诊断学理论与实践 , 2022, 21(4):476–481.

[4] Li F, He M, Li F, et al. Histologic characteristics andprognosis of lung mixed squamous cell and glandular papilloma: six case reports [J]. *Int J Clin Exp Pathol*, 2019,12(9):3542–3548.

[5] 陈晓炎 , 杨晓群 , 袁菲 , 等 . 肺纤毛黏液结节性乳头状肿瘤 2 例临床病理分析及文献复习 [J]. 诊断学理论与实践 , 2018,17(5):575–580.

[6] 汪小霞 , 李锐 , 冯潇 , 等 . 肺混合性鳞状细胞和腺性乳头状瘤临床病理学分析 [J]. 中华病理学杂志 ,2019,48(4):318–321.

病例 14
早期肺腺癌立体定向放射治疗

【病例介绍】

患者男性，78 岁，主诉左肺癌放疗后 16 个月，发现左肺结节 3 个月。

1. 现病史　患者于 2016 年 3 月前确诊左肺腺癌，EGFR、KRAS 基因检测均为阴性，无远处转移证据，诊断左肺上叶腺癌 $T_{2a}N_0M_0$，ⅠB 期（UICC 第 7 版，肺癌 TNM 分期），我院外科拟行手术治疗，术前头部血管 CTA 检查见双侧颈动脉狭窄，其中一侧重度狭窄。神经内科会诊意见：患者如行手术治疗，风险极高。与患者及其家属交代病情后患者选择放疗，遂制定放疗计划于 2016 年 5 月 3 日至 2016 年 5 月 18 日我院放疗科行左肺上叶 SBRT 治疗，60Gy/6Gy/10 次，放疗过程顺利。2016 年 12 月及 2017 年 4 月我院复查胸部 CT 提示左上肺病灶明

本例患者为 77 岁老年男性，左肺上叶腺癌 $T_{2a}N_0M_0$，ⅠB 期诊断明确，因合并内科慢性疾病无法耐受手术治疗，根据 NCCN 指南，SBRT 是不能耐受手术或拒绝手术早期肺癌患者的标准治疗。本例患者符合 SBRT 治疗指征，经过两次 SBRT 治疗后，总生存大于 5 年。

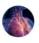

显吸收，疗效评价 PR，放射性肺炎 1 级。后回家休养定期复查。2017 年 6 月 23 日我院复查胸部 CT 提示：左上肺结节增大，遂入住我院，再次行左肺上叶穿刺活检病理回报：腺癌伴黏液，考虑浸润性黏液腺癌或胶样癌。建议患者及其家属行全身治疗，患者及其家属要求行局部治疗，要求门诊继续放疗。为行进一步治疗就诊。患者目前一般情况可，无不适症状，饮食、二便正常，体重未见明显变化。

2. 既往史 40 年前诊断甲亢，未治疗。高血压 10 余年，口服福辛普利、硝苯地平、比索洛尔治疗，控制平稳；糖尿病病史数年，口服格列齐特治疗，控制良好；2015 年诊断脑供血不足；2016 年行双侧青光眼、白内障手术治疗。否认肝炎、结核、疟疾病史，否认心脏病史，否认精神疾病史，否认手术、外伤、输血史，否认食物、药物过敏史。预防接种史不详。

3. 家族史 否认冠心病、高血压、糖尿病、肿瘤和遗传性疾病家族史。

4. 体格检查 胸廓正常，双肺呼吸音清，未闻及干湿啰音，心率 80 次 / 分，律齐，腹软无压痛，双下肢无水肿。

5. 诊疗经过 经过院内 MDT 讨论后，患者目前诊断左肺上叶腺癌 $T_{2a}N_0M_0$，ⅠB 期 SBRT 治疗后，可再次胸部定位进行放疗，靶区：左上肺病灶，剂量 48Gy/6Gy/8 次，治疗过程顺利，治疗后复查胸部

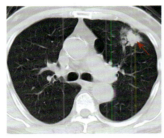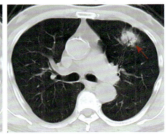

▲ 图 14-1 第 一 程 SBRT 治疗前胸部 CT（2016 年 3 月 10 日）：左肺上叶前段不规则高密度影，最大径约 3.3cm× 1.9cm，密度不均匀，恶性病变可能性大（红箭）

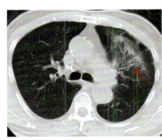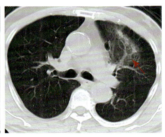

▲ 图 14-2 第一程 SBRT 治疗（60Gy/6Gy/10 次）后胸部 CT（2016 年 12 月 22 日）：左肺上叶见斑片影，边界模糊，周围见磨玻璃密度影，左上肺前段片影较前缩小，考虑治疗后炎症改变（红箭）

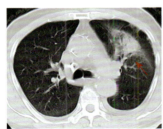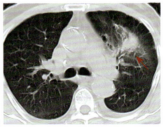

▲ 图 14-3 第二程 SBRT 治疗前胸部 CT（2017 年 11 月 3 日）：左肺上叶前段肺癌伴阻塞性肺炎，病变增大，周围炎性病变增多（红箭）

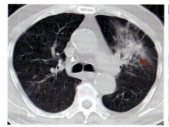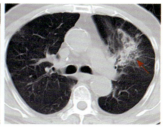

▲ 图 14-4　第二程 SBRT 治疗（48Gy/6Gy/8 分次）后胸部 CT（2018 年 3 月 8 日）：左肺上叶见斑片影，边界模糊，考虑治疗后炎症改变（红箭）

CT 疗效评价 PR，放射性肺炎 1 级。随访患者总生存期 6 年 6 个月。

【难点分析】

根据 NCCN 指南，SBRT 是不能耐受手术或拒绝手术早期肺癌患者的标准治疗。本例患者符合 SBRT 治疗指征，经过院内 MDT，历经两次 SBRT 治疗，总生存大于 5 年。

【专家点评】

2021 年发表在 *Lancet Oncology* 上一篇研究证实，对于可手术的 I 期 NSCLC 患者，立体定向消融放射治疗（stereotactic ablative radiation therapy，SABR）治疗后长期生存率并不低于胸腔镜肺叶切除加纵隔淋巴结清扫手术。本患者符合 SBRT 治疗适应证，符合治疗指南，总体生存获益。

【病种介绍】

肺癌已成为我国发病率和死亡率最高的恶性肿瘤，中国国家癌症中心最新统计数据显示，每年新发肺癌病例已近 80 万例，因肺癌死亡高达 60 余万例，其中约 80% 为非小细胞肺癌（NSCLC）。随着高危人群低剂量螺旋 CT 筛查的广泛应用，越来越多的早期肺癌得以检出。对于可手术的早期 NSCLC，标准治疗模式为根治性手术；对于不可手术或拒绝手术的患者，局部放疗为标准治疗模式。立体定向体部放射治疗（SBRT）或立体定向消融放射治疗（SABR）是指应用专用设备对体部（颅外）肿瘤进行准确定位和照射的治疗方法，放疗总剂量在保障充分保护正常组织的前提下在数天内完成。与常规放疗技术相比，SBRT 显著提高了早期 NSCLC 的局部控制率和患者的生存率。SBRT 治疗不可手术的早期 NSCLC，局部控制率超过 90%，与手术相当。2012 年，美国国立综合癌症网络指南推荐，SBRT 成为不可手术的早期 NSCLC 的首选治疗。2018 年，美国临床肿瘤协会也正式批准 SBRT 作为早期不可手术 NSCLC 的标准治疗。SBRT 治疗可手术的早期 NSCLC 也取得了令人鼓舞的效果。目前，一系列针对可手术的 NSCLC 患者行 SBRT 和手术对比的临床试验正在进行中，期待最终的结果。SBRT 已成为早期 NSCLC 的重要根治性手段，尤其在不可手术或拒绝外科手术的患者中是首选治疗手段。

随着中国老龄化社会的到来，肺癌早期发现及不可手术的患者将会逐渐增多，SBRT 治疗的作用和地位也将变得更为重要。

【诊疗过程】

以下为本例患者的诊疗流程。

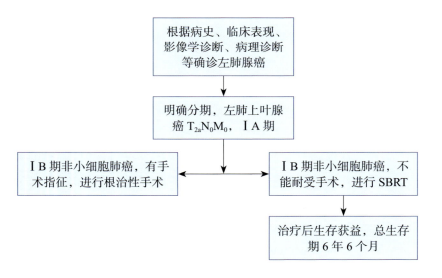

根据病史、临床表现、影像学诊断、病理诊断等确诊左肺腺癌

↓

明确分期，左肺上叶腺癌 $T_{2a}N_0M_0$，ⅠA 期

ⅠB 期非小细胞肺癌，有手术指征，进行根治性手术　←→　ⅠB 期非小细胞肺癌，不能耐受手术，进行 SBRT

↓

治疗后生存获益，总生存期 6 年 6 个月

参 考 文 献

[1] Chang J Y, et al. Stereotactic ablative radiotherapy for operable stage Ⅰ non-small-cell lung cancer (revised STARS): long-term results of a single-arm, prospective trial with prespecified comparison to surgery [J]. *Lancet Oncol*, 2021, 22(10): 1448–1457.

病例 15
心力衰竭的早期肺癌患者的放射治疗

【病例介绍】

患者男性，71岁。主诉间断咳嗽5个月余，确诊右肺上叶腺癌4个月余。

1. 现病史 患者于5个月余前（2021年11月）无诱因出现咳嗽，就诊于北京平谷医院，完善检查，胸部CT提示右上肺结节，恶性不除外。遂于2021年12月21日行CT引导下肺穿刺活检，病理结果回报浸润肺腺癌，组织NGS检测：KRAS G12A阳性。当地医院评估因心功能差不耐受无法手术治疗及放化疗等治疗。2022年4月就诊于我院肿瘤内科，完善相关检查，入院胸部CT：右上肺尖段周围型肺癌可能性大（图15–1）。完善头颅CT、骨扫描、腹部超声和颈部超声等排除转移。心脏超声：节段性室壁运动异

本例患者为71岁男性，确诊右肺上叶腺癌 $T_{1c}N_0M_0$，IA期，因心功能差，无手术指征心力衰竭处理给予心脏CRT-D植入术，右肺癌给予右上肺病灶SBRT治疗，局部控制良好，延长生存。

常，左心扩大，左心整体功能减低，射血分数 27%。

主要诊断：①右肺上叶腺癌 $cT_{1c}N_0M_0$，KRAS G12A 阳性，EGFR/ALK/BRAF/ROS1 阴性；②慢性心功能不全。建议心内科进一步诊疗，遂于 2022 年 5 月入住我院心内科。过程顺利。现患者为求进一步放疗入我科。自发病来，患者神志清楚，精神可，饮食睡眠可，二便正常，体重较前无明显增减。

2. 既往史 诊断高血压 10 年，血压最高 200/100mmHg，长期口服坎地沙坦片，血压控制可，已停药 4 个月。诊断慢性心力衰竭 5 个月，长期口服阿司匹林及单硝酸异山梨酯治疗，症状控制平稳。10 年前诊断脑梗死，主要表现为言语不清及肢体活动障碍，否认肝炎、结核、疟疾病史，否认心脏病

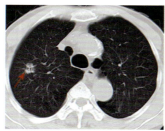
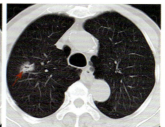
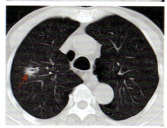

▲ 图 15-1 SBRT 治疗前胸部 CT（2022 年 5 月 5 日），右上肺尖段示一大小约 2.5cm×1.5cm 的混杂密度影，软组织为主，形态不规则，境界较清，边缘可见毛刺及浅分叶，实质密度不均，可见含气腔隙灶；右上肺尖段周围型肺癌可能性大（红箭）

史，否认糖尿病精神疾病史，否认手术、外伤、输血史，否认食物、药物过敏史。

3. 家族史 父亲死于脑血管病，母亲健在，否认遗传性疾病家族史。

4. 体格检查 胸廓正常，双肺呼吸音清，未闻及干、湿啰音，心率 64 次 / 分，律齐，腹软无压痛，双下肢无水肿。

5. 诊疗经过 经过院内 MDT 讨论后，患者诊断右肺上叶腺癌 $T_{1c}N_0M_0$，ⅠA 期，目前纵隔淋巴结转移不明确，未发现远处转移。因心功能差，暂不给予手术及内科治疗，目前心脏 CRT-D 植入术后，给予右上肺病灶 SBRT 治疗，提高局部控制，延长生存。2022 年 5 月 23 日至 5 月 27 日右上肺病灶 SBRT 治疗。处方剂量：95% PTV 50Gy/10Gy/5 次，进行顺利，目前门诊定期复查随诊中，疾病控制稳定。SBRT 治疗后4 个月和 1 年后的胸部 CT 结果见图 15–2 和图 15–3。

【难点分析】

根据 NCCN 指南，SBRT 是不能耐受手术或拒绝早期肺癌手术患者的标准治疗。本例患者符合 SBRT 治疗指征，患者因合并心脏疾病，经院内 MDT 讨论后，制订先进行心脏 CRT-D 植入术，后进行右肺病灶 SBRT 治疗，放疗计划对起搏器进行了严格剂量限制及保护，治疗顺利，随访患者病情平稳。

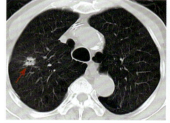
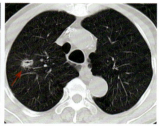
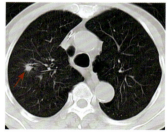

▲ 图 15–2　SBRT 治疗（50Gy/10Gy/5 次）后 4 个月胸部 CT（2022 年 9 月 9 日）：右上肺尖段示一大小约 2.3cm×1.4cm 的混杂密度影，较前缩小（红箭）

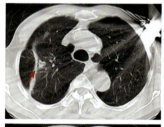
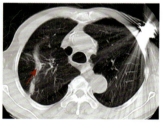
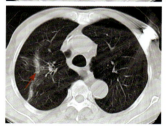

▲ 图 15–3　SBRT 治疗（50Gy/10Gy/5 次）后 1 年胸部 CT（2023 年 5 月 12 日）：右上肺尖段示一大小约 1.8cm×1.2cm 的混杂密度影，较前缩小（红箭）

【专家点评】

本例患者符合心肺协同、多学科诊疗的经典案例，根据 NCCN 指南，本例患者符合 SBRT 治疗指征，同时依据相关参考文献，本例患者实施心脏 CRT-D 植入术后，后期右肺病灶 SBRT 治疗时，放疗计划对起搏器进行了严格剂量限制及保护，临床获益良好。

【病种介绍】

肺癌已成为我国发病率和死亡率最高的恶性肿瘤，中国国家癌症中心最新统计数据显示，每年新发肺癌病例已近 80 万例，因肺癌死亡高达 60 余万例，其中约 30% 为非小细胞肺癌（NSCLC）。随着高危人群低剂量螺旋 CT 筛查的广泛应用，越来越多的早期肺癌得以检出。对于可手术的早期 NSCLC，标准治疗模式为根治性手术；对于不可手术或拒绝手术的患者，局部放疗为标准治疗模式。立体定向体部放射治疗（SBRT）或立体定向消融放射治疗（SABR）是指应用专用设备对体部（颅外）肿瘤进行准确定位和照射的治疗方法，放疗总剂量在保障充分保护正常组织的前提下在数天内完成。与常规放疗技术相比，SBRT 显著提高了早期 NSCLC 的局部控制率和患者的生存率。SBRT 治疗不可手术的早期 NSCLC，局部控制率超过 90%，与手术相当。2012 年，美国国立综合癌症网络指南推荐，SBRT 成为不可手术的早期 NSCLC 的首选治疗。2018 年，美国临床肿瘤协会也正式批准 SBRT 作为早期不可手术 NSCLC 的标准治疗。SBRT 治疗可手术的早期 NSCLC 也取得了令人鼓舞的效果。目前，一系列针对可手术的 NSCLC 患者行 SBRT 和手术对比的临床试验正在进行中，期待最终的结果。SBRT 已成为早期 NSCLC 的重要根治性手段，尤其在不可手术或拒绝外科手术的患者中是首选治疗手段。随着中国老龄化社会的到来，肺癌早期发现及不可手术的患者将会逐渐增多，SBRT 治疗的作用和地位也将变得更为重要。

【诊疗过程】

以下为本例患者的诊疗过程。

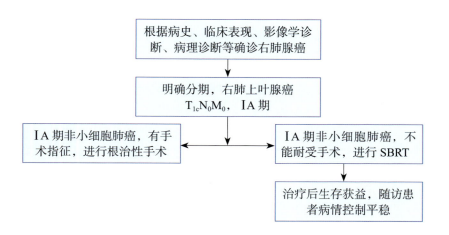

参考文献

[1] Chang J Y, et al. Stereotactic ablative radiotherapy for operable stage I non-small-cell lung cancer (revised STARS): long-term results of a single-arm, prospective trial with prespecified comparison to surgery [J]. *Lancet Oncol*, 2021, 22(10): 1448–1457.

[2] Azraai M, D D' Souza, V Nadurata. Current Clinical Practice in Patients With Cardiac Implantable Electronic Devices(CIED) Undergoing Radiotherapy(RT) [J]. *Heart Lung Circ*, 2022, 31(3): 327–340.

病例
15
心力衰竭的早期肺癌患者的放射治疗

病例 16
II 期肺鳞癌根治性放射治疗

本例患者为 75 岁老年男性，左上肺鳞癌 $T_2N_1M_0$，IIB 期诊断明确，拟行手术治疗，由于肾功能问题不能耐受手术，给予胸部根治性放疗，病情控制稳定。

【病例介绍】

患者男性，75 岁。主诉咳嗽咳痰 1 个月余，诊断左上肺鳞癌 2 周余。

1. 现病史 患者于 1 个月余前无明显诱因出现咳嗽咳痰、刺激性咳嗽，血丝痰，无咯血，无发热、胸痛、声音嘶哑，无盗汗、乏力、气短、消瘦，无上腔静脉压迫征、关节痛、杵状指。后患者在某医院行胸部 CT 检查，考虑左肺占位。为进一步诊治入住我院。入院完善相关检查：2022 年 9 月 6 日胸部 CT（图 16-1）：①左上中心型肺癌伴远端阻塞性炎症可能，建议支气管镜及 CT 增强检查。②双肺散在多发微小结节，部分呈磨玻璃密度，部分考虑炎性病变，请随诊复查以除外部分为转移。③纵隔多发小淋巴结，左肺门淋巴结增大不除外。④双肺慢性炎症，双肺气肿肺大泡。⑤心包积液。⑥肝右叶囊肿。颈部超声、腹部超声及脑磁共振未见转移。支气管镜：左主远端、左上支气管黏膜充血水肿，左上开口可见新生物。病理：鳞癌。诊断分期：左上肺鳞癌 $T_2N_1M_0$，ⅡB 期。拟行手术治疗，但患者于 2003 年因右肾先天性疾病行肾切除术，目前患者血尿素氮 8.97U/L，血肌酐 129.2μmol/L。自发病以来，患者精神状态良好，体力情况良好，食欲食量良好，睡眠情况良好，体重无明显变化，大、小便正常。

2. 既往史 否认肝炎、结核、疟疾病史，否认高血压、心脏病史，否认糖尿病、脑血管疾病、精神疾病史，2003 年曾行"右侧肾切除术"，否认食物、

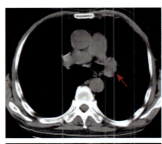
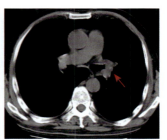
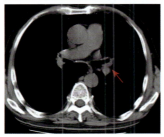

▲ 图 16-1 　左上肺癌根治性放疗前胸部 CT（2022 年 9 月 6 日）：左上中心型肺癌伴远端阻塞性炎症可能，左肺门增大并软组织影，左肺上叶支气管阻塞，上叶支气管腔内见软组织密度影，左肺上叶支气管管壁不同程度增厚并多发磨玻璃、片絮影（红箭）

药物过敏史，预防接种史不详。

3. 家族史 否认冠心病、高血压、糖尿病、肿瘤和遗传性疾病家族史。

4. 体格检查 胸廓正常，胸骨无叩痛，乳房正常对称。呼吸运动正常，肋间隙正常，语颤正常，无胸膜摩擦感，无皮下握雪感，呼吸运动正常，叩诊清音，呼吸规整，双肺呼吸音清晰，双侧肺未闻及干、湿啰音。心前区无隆起，心尖冲动正常，无震颤，无心包摩擦感，心浊音界正常，心率65次/分，心音正常，律齐，无杂音，无心包摩擦音。无周围血管征。

5. 诊疗经过 经院内MDT讨论后，左上肺鳞癌$T_2N_1M_0$，ⅡB期诊断明确，虽疾病分期具备手术治疗条件，但患者于2003年因右肾先天性疾病行肾切除术，目前血尿素氮8.97U/L，血肌酐129.2μmol/L，均异常，手术风险较高，建议行胸部根治性放疗，2022年9月21日至11月9日，剂量：95% PTV 66Gy/2Gy/33次，进行顺利，患者门诊复诊病情稳定。治疗后胸部CT结果见图16-2。

【难点分析】

本患者左上肺鳞癌$T_2N_1M_0$，ⅡB期诊断明确，虽疾病分期具备手术条件，但因身体原因不能耐受手术治疗，经院内MDT讨论给予胸部常规根治性放疗。

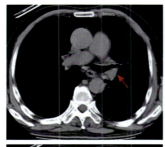
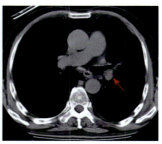
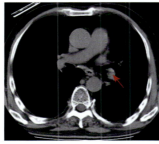

▲ 图 16-2　左上肺癌根治性放疗（66Gy/2Gy/33 次）后胸部 CT（2023 年 4 月 11 日）：左上中心型肺癌伴远端阻塞性炎症可能，肺门病变略显缩小，支气管狭窄程度减轻（红箭）

【专家点评】

　　NCCN 指南推荐在 NSCLC 治疗方案中，因身体原因不能手术的 NSCLC 患者，SABR（也称为 SBRT）被推荐用于 Ⅰ 期和 Ⅱ 期（$T_{1\sim3}N_0M_0$）；SABR 是一种合理的手术替代方案，适用于具有潜在手术高风险、高龄或在适当沟通后拒绝手术的患者。本患者分期 $T_2N_1M_0$、Ⅱ B 期，不适合 SBRT 治疗，采用常规根治性放疗方案，保证预后的情况下治疗安全。

【病种介绍】

　　肺癌是全世界范围内最为常见的恶性肿瘤之一，男女发病比例为 2∶1～3∶1。吸烟为肺癌最重要的发病危险因素，85%～90% 的肺癌由吸烟导致。其他高危因素如既往肺病史、肿瘤史、肺癌家族史及致癌物接触史等均与肺癌发生有关。临床Ⅰ、Ⅱ期病例手术治疗的 5 年生存率约为 40%，这部分患者占肺癌全部病例的 20%～30%。早期可手术肺癌的标准治疗仍然是肺叶切除或解剖性肺段切除联合纵隔淋巴结清扫术。然而，很多患者因为常常伴有并发症，如慢性阻塞性肺病和心血管疾病，而无法耐受有创手术治疗。这些患者的标准治疗方法是常规分割的根治性单纯放疗，每天放疗一次，持续 6～8 周。近年来，放疗次数少、单次剂量大、时间短的大分割放疗获得广泛认可。

【诊疗过程】

以下为本例患者的诊疗流程。

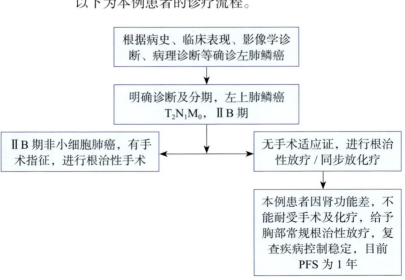

根据病史、临床表现、影像学诊断、病理诊断等确诊左肺鳞癌

明确诊断及分期，左上肺鳞癌 $T_2N_1M_0$，ⅡB 期

ⅡB 期非小细胞肺癌，有手术指征，进行根治性手术

无手术适应证，进行根治性放疗 / 同步放化疗

本例患者因肾功能差，不能耐受手术及化疗，给予胸部常规根治性放疗，复查疾病控制稳定，目前 PFS 为 1 年

参考文献

[1] Aupérin A, Le Péchoux C, Rolland E, et al. Meta-analysis of concomitant versus sequential radiochemotherapy in locally advanced non-small-cell lung cancer [J]. *J Clin Oncol*, 2010, 28 (13): 2181–2190.

[2] O'Rourke N, Roqué I Figuls M, Farré Bernadó N, et al. Concurrent chemoradiotherapy in non-small cell lung cancer [J]. *Cochrane Database Syst Rev*, 2010, 16 (6): CD002140.

[3] Curran WJ Jr, Paulus R, Langer CJ, et al. Sequential vs. concurrent chemoradiation for stage Ⅲ non-small cell lung cancer: Randomized phase Ⅲ trial RTOG 9410 [J]. *J Natl Cancer Inst*, 2011, 103 (19): 1452–1460.

病例16 Ⅱ期肺鳞癌根治性放射治疗

病例 17
Ⅲ期肺鳞癌患者的综合治疗

本例患者为 67 岁老年男性，右肺鳞癌 $T_3N_3M_0$，ⅢC 期，免疫化疗后进展，目前胸部疾病进展提示右全肺不张，局部病灶负荷较大，治疗后期出现右肺病灶进展合并右全肺不张，进行胸部放疗后疗效满意。

【病例介绍】

患者男性，67 岁，确诊右肺鳞癌 1 年余。

1. 现病史 患者 1 年余前就诊于天津市某医院，完善检查 2021 年 4 月 9 日支气管镜病理：（右肺上叶活检）鳞状细胞癌，分期 $T_3N_3M_0$，ⅢC 期，于 2021 年 5 月 27 日至 2021 年 10 月 19 日行化疗 6 周期（白蛋白紫杉醇 400mg D_1，卡铂 400mg D_1，其中第 1、2 周期治疗前行帕博利珠单抗 200mg 静脉滴注免疫治疗），2、4 周后疗效 PR，第 2 周期治疗后发生 3 度贫血及Ⅲ度粒细胞抑制，曾行输血及 G-CSF 对症治疗后改善。后计划手术治疗，因风险高未手术，回家休养。2022 年 8 月 1 日复查胸部 CT 提示右肺病灶进展，于 2022 年 8 月 2 日、2022 年 9

月 8 日行化疗 2 周期（白蛋白紫杉醇 300mg D_1，卡铂 400mg D_1，帕博利珠单抗 200mg 化前）。2022 年 9 月 29 日复查胸部 CT 右肺病灶变化不明显，未再治疗，2022 年 11 月 17 日复查胸部 CT 提示疾病进展，出现右全肺不张，为进一步诊治就诊于我院。患者一般情况可，活动后憋气，间断咳嗽，咳白痰，饮食、二便正常。

2. 既往史　高血压 5～6 年，糖尿病 3～4 年，口服药物治疗控制平稳，否认肝炎、结核、疟疾病史，否认心脏病史，否认脑血管疾病、精神疾病史，否认外伤、输血史，否认食物、药物过敏史，预防接种史不详。

3. 家族史　哥哥患肿瘤已去世。否认冠心病、高血压、糖尿病、其他肿瘤和遗传性疾病家族史。

4. 体格检查　胸廓正常，右肺呼吸音消失，左肺呼吸音清，未闻及干、湿啰音，心率 72 次/分，律齐，腹软无玉痛，双下肢无水肿。

5. 诊疗经过　完善各项检查后提示胸部病情进展，合并右全肺不张。经过院内 MDT 讨论后，患者目前虽疾病进展，诊断右肺鳞癌 $T_3N_3M_0$，分期仍为ⅢC 期，疾病进展主要表现为右全肺不张，建议放疗。2022 年 12 月 8 日开始制订胸部放疗计划 40Gy/2Gy/20 次，患者放疗 10 次。患者治疗中 CBCT 提示右肺复张，给予重新定位勾画肿瘤靶区制订放疗计划，总放疗剂量为 50Gy/2Gy/25 次，进行顺利，治疗结束 4 周复查胸部 CT 提示右肺复张，右肺肿瘤疗效 PR。患者体力及饮食情况明显好转。放疗前后胸部 X 线片见图 17-1，胸部放疗前后胸部 CT 见图 17-2 和图 17-3。

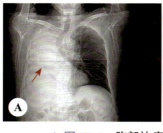
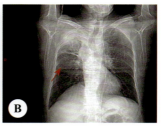

▲ 图 17-1　胸部放疗前后胸部 X 线片对比
A. 放疗前右全肺不张；B. 放疗后右肺复张

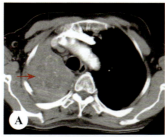
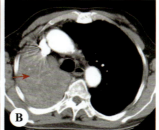
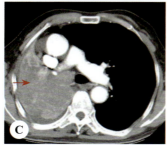

▲ 图 17-2　胸部放疗（50Gy/2Gy/25 次）前胸部 CT（2022 年 12 月 2 日）：右肺中心型肺癌，右肺门肿块，局部突入气管右侧隆突及右侧主支气管腔内，增强扫描肿块明显不均匀强化，与叶肺不张分界不清，腔内病变最大层面大小约为 2.9cm×2.7cm，伴右肺不张（红箭）

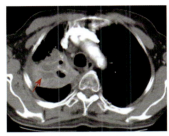
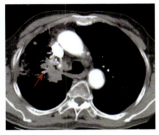
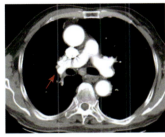

▲ 图17-3　胸部放疗后1个月胸部CT（2023年2月28日）：右肺中心型肺癌，右肺门肿块并局部突入气管右侧主支气管腔内，较前缩小，伴右肺部分肺组织不张，较前好转（红箭）

【难点分析】

患者诊断右肺鳞癌T₃N₃M₀、ⅢC期，按照PACIFIC研究应进行同步放化疗，后期免疫巩固的治疗模式，本患者在院外一线应用免疫化疗后疗效PR，胸部放疗未早期应用，治疗后期出现右肺病灶进展合并右全肺不张，进行胸部放疗后疗效满意。Ⅲ期不可手术患者，放疗的地位仍不可或缺，临床医师需警惕。

【专家点评】

NCCN指南推荐，根据PACIFIC研究和FDA的批准，经2个或更多周期的最佳铂类同步放化疗后仍无进展的不可切除的Ⅲ期NSCLC合格患者，

病例17　Ⅲ期肺鳞癌患者的综合治疗

NCCN NSCLC 专家组建议对符合条件的（PS 0 分）使用度伐利尤单抗（1 类）作为巩固维持免疫治疗（不考虑 PD-L1 状态）。本患者未采用标准治疗，治疗后期出现右肺病灶进展合并右全肺不张，进行胸部放疗后疗效满意，体现了胸部放疗在局部晚期 NSCLC 治疗中的重要性。

【病种介绍】

肺癌是全世界范围内最为常见的恶性肿瘤之一，男女发病比例为 2：1～3：1。吸烟为肺癌最重要的发病危险因素，85%～90% 的肺癌由吸烟导致。其他高危因素如既往肺病史、肿瘤史、肺癌家族史及致癌物接触史等均与肺癌发生有关。非小细胞肺癌（NSCLC）占全部肺癌病例的 85%，由于至今尚无有效的早期诊断的措施，待诊时 NSCLC 大多数是局部晚期或晚期，其中局部进展期 NSCLC 约占 NSCLC 总数的 30%。局部晚期通常是指 III 期的 NSCLC，对于不可切除的局部晚期 NSCLC，通常以放疗为基础的综合治疗模式为主。根据来自于美国 ASCO 和 ASTRO 两大组织共同发布的指南，局部晚期 NSCLC 临床治疗需要遵循以下原则：同步放化疗优于序贯（高证据，强烈推荐），标准的放疗剂量为 60Gy/30 次（中等证据，强烈推荐）。

【诊疗过程】

以下为本例患者的诊疗流程。

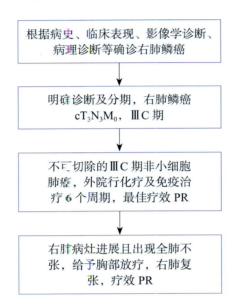

根据病史、临床表现、影像学诊断、病理诊断等确诊右肺鳞癌

↓

明确诊断及分期，右肺鳞癌 $cT_3N_3M_0$，ⅢC期

↓

不可切除的ⅢC期非小细胞肺癌，外院行化疗及免疫治疗6个周期，最佳疗效PR

↓

右肺病灶进展且出现全肺不张，给予胸部放疗，右肺复张，疗效PR

参考文献

[1] Spigel D R, et al. Five-Year Survival Outcomes From the PACIFIC Trial: Durvalumab After Chemoradiotherapy in Stage III Non-Small-Cell Lung Cancer [J]. *J Clin Oncol*, 2022, 40(12): 1301–1311.

病例17 Ⅲ期肺鳞癌患者的综合治疗

病例 18
广泛期小细胞肺癌脑转移放射治疗

患者 71 岁男性，诊断右肺中下叶小细胞肺癌广泛期。化放疗后，小细胞肺癌脑转移。推荐脑部放疗，同步加量全脑放射治疗在全脑控制肿瘤的同时，瘤体推量可使局灶肿瘤控制良好，且相关不良反应轻微。

【病例介绍】

患者男性，71 岁。诊断右肺小细胞癌 1 年余，间断头痛 1 个月余。

1. 现病史 患者 2021 年 1 月因咳嗽咳痰就诊于北京市某医院，完善胸部 CT 检查（2021 年 4 月 27 日）：右肺中间段及下叶占位，考虑恶性，伴右肺下叶阻塞性炎症。纵隔、右肺门多发肿大淋巴结，考虑转移。2021 年 4 月 26 日行支气管镜检查：右肺下叶开口可见隆起型肿物，完全堵塞下叶开口，累及部分中间干。活检病理：小细胞肺癌。2021 年 4 月 26 日，PET/CT 提示：①右肺门肿物，考虑肺癌可能性大。侵犯右肺门。双肺小结节，未见高代谢。双肺肺气肿。②纵隔 4R、7 区转移淋巴结。③L_4 骨转移。④右侧腹壁皮下高代谢结节，转移不除外。诊断右肺中下叶小细胞肺癌（$T_4N_2M_1$）Ⅳ期，纵隔淋巴结转移，L_4 转移，右侧腹壁皮下可疑转移。2021 年 5 月开始于北京市某医院行 EP 方案化疗 4 周期，疗效 PR。2021 年 8 月于我院行胸部放疗，剂量 54Gy/2Gy/27 次，进行顺利。后定期复查稳定。1 个月前无明显诱因出现头疼，脑核磁提示：右侧侧脑室后角旁新见占位性病变，考虑转移。完善胸腹盆 CT 未见复发转移征象。本次为行脑部放疗入我科。患者目前一般情况可，饮食、二便正常，近期体重未见明显变化。

2. 既往史　否认肝炎、结核、疟疾病史，否认高血压、心脏病史，否认糖尿病、脑血管疾病、精神疾病史，否认外伤、输血史，否认食物、药物过敏史，预防接种史不详。

3. 家族史　否认冠心病、高血压、糖尿病、肿瘤和遗传性疾病家族史。

4. 体格检查　胸廓正常，双肺呼吸音清，未闻及干、湿啰音，心率 86 次 / 分，律齐，腹软无压痛，双下肢无水肿。

5. 诊疗经过　经过院内 MDT 讨论后，患者目前诊断右肺中下叶小细胞肺癌（$T_4N_2M_1$）Ⅳ期化疗后，胸部放疗后，纵隔淋巴结转移，L_4 转移，右侧腹壁皮下可疑转移，脑转移，制订放疗计划，全脑剂量 PTVwb 30Gy/3Gy/10 次，转移瘤部位 PTVt 40Gy/4Gy/10 次，采用同步加量全脑放射治疗，

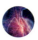

VMAT 技术，进行顺利，不良反应轻微，放疗后复查颅内肿瘤接近 CR。放疗前后的头颅磁共振结果见图 18-1 至图 18-3。

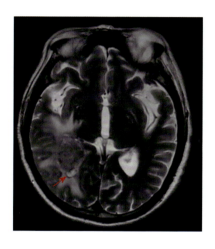

◄ 图 18-1 放疗前头颅磁共振（2022 年 12 月 2 日）：右侧颞枕交界区软组织肿块影，邻近侧脑室变窄，注射造影剂后扫描肿块强化明显，大小约 4.1cm×3.1cm，周围见未强化的水肿区，考虑转移瘤（红箭）

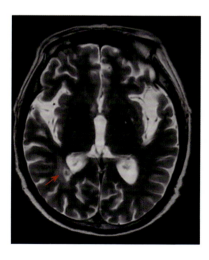

◄ 图 18-2 放疗后 1 个月复查头颅磁共振（2023 年 1 月 3 日）：右侧颞枕交界区软组织结节影，邻近侧脑室变窄，大小约 1.9cm×0.9cm，较前缩小，伴脑水肿范围较前明显缩小，考虑转移瘤（红箭）

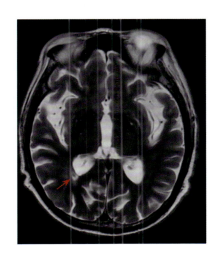

◀ 图 18-3 放疗后 2 个月复查头颅核磁共振（2023 年 2 月 24 日）：右侧颞枕交界区软组织结节影，较前略缩小，伴脑水肿范围较前略减轻，考虑转移瘤（红箭）

【难点分析】

患者诊断明确，小细胞肺癌脑转移推荐全脑放疗，同步加量全脑放射治疗在全脑控制肿瘤的同时，瘤体推量可使局灶肿瘤控制良好，且相关不良反应轻微。

【专家点评】

研究表明同步加量全脑放射治疗（simultaneous integrated boost whole-brain radiation therapy，SIB-WBRT）对比单纯全脑放疗可明显延长总生存，因此对于适合的患者采用此种放疗方式，可提高颅内肿瘤控制，延长生存。

【病种介绍】

原发性肺癌（以下简称肺癌）是中国最常见

的恶性肿瘤之一，肺癌最常见的远处转移部位之一是脑部，肺癌脑转移患者预后差，自然平均生存时间仅为 1～2 个月。脑转移性肿瘤包括脑实质转移和脑膜转移。脑实质转移瘤最常见的发生部位为大脑半球，其次为小脑和脑干。脑膜转移较脑实质转移少见，但预后更差。小细胞肺癌（SCLC）患者首次就诊时脑转移的发生率为 10%，诊疗过程中为 40%～50%，生存 2 年以上的患者脑转移达 60%～80%，是影响 SCLC 患者生存和生活质量的重要因素之一。对于初治无症状的 SCLC 脑转移患者，可先行全身化疗后再行全脑放疗（whole brain radiotherapy，WBRT）；对于有症状的 SCLC 脑转移患者，应积极行 WBRT，预期生存时间＞4 个月的患者，可采用序贯立体定向放射治疗（SRT）或同步加量的调强放疗对脑转移灶进行更高剂量的治疗。对不适合 SRS 但预期生存时间仍较长的患者，可采用 WBRT 联合转移灶同步加量的调强放射治疗（intensity modulated radiation therapy，IMRT）。多个研究显示，采用 IMRT 或螺旋断层放射治疗技术实现 WBRT 联合肿瘤病灶同步加量，其疗效优于单纯 WBRT，与 SRS 的差异无统计学意义。SCLC 脑转移患者的中位 OS 为 4.9 个月。

【诊疗过程】

以下为本例患者的诊疗流程。

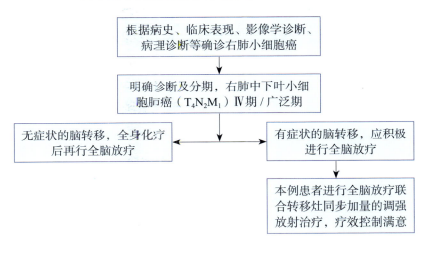

参考文献

[1] Assouline A, et al. Whole brain radiotherapy: prognostic factors and results of a radiation boost delivered through a conventional linear accelerator [J]. *Radiother Oncol*, 2011, 99(2): 214–217.

[2] Ferro M, et al. Intensity Modulated Radiation Therapy With Simultaneous Integrated Boost in Patients With Brain Oligometastases: A Phase 1 Study (ISIDE-BM-1) [J]. *Int J Radiat Oncol Biol Phys*, 2017, 97(1): 82–90.

病例 18 广泛期小细胞肺癌脑转移放射治疗

病例 19
广泛期小细胞肺癌胸部放疗

本例患者为老年男性，诊断右肺小细胞癌广泛期明确，因胸部肿瘤负荷较大压迫上腔静脉引起颜面部水肿，小细胞肺癌对射线敏感，放射治疗可快速改善胸部肿瘤负荷，从而缓解颜面部水肿等症状，提高局部控制，延长生存。

【病例介绍】

患者男性，64 岁。主诉咳嗽、伴面颈水肿 4 个月余。

1. 现病史 患者于 4 个月余前（2020 年 12 月中旬）开始出现活动后气短，随之出现颜面水肿，逐渐加重，于 2021 年 1 月 4 日就诊于北京市某医院，行胸部 CT 发现右肺门团块影及远端阻塞性肺炎，考虑恶性可能，为求进一步诊治来我院。入我院后完善各项相关检查，气管镜病理回报为小细胞肺癌，综合各项检查综合诊断：右肺小细胞癌广泛期。为行胸部放疗就诊于我院放疗科，自发病以来，精神可，食欲缺乏，大小便正常，体重无明显变化。

2. 既往史　否认肝炎、结核、疟疾病史，否认高血压、心脏病史，否认糖尿病、脑血管疾病、精神疾病史，否认外伤、输血史，否认食物、药物过敏史，预防接种史不详。

3. 家族史　否认冠心病、高血压、糖尿病、肿瘤和遗传性疾病家族史。

4. 体格检查　胸廓正常，双肺呼吸音清，右肺呼吸音低，未闻及干湿啰音，心率88次/分，律齐，腹软无压痛，双下肢无水肿。

5. 诊疗经过　经过科室全科讨论后，患者目前诊断右肺小细胞癌广泛期 $T_4N_3M_{1a}$，右侧胸膜转移，双锁骨上淋巴结转移，右肺门淋巴结转移，上腔静脉压迫综合征。肿瘤内科结合患者肿瘤符合体积大 PS 评分下降且伴有肿瘤急诊上腔静脉压迫综合征，建议口服依托泊苷胶囊，600mg $D_1 \sim D_6$，同步给予胸部放疗，并根据病情变化逐步调整治疗计划，放疗总剂量44Gy/2Gy/22次，进行顺利，喘憋及上腔静脉压迫好转。放疗前后胸部 CT 检查结果见图19-1 和图19-2。

【难点分析】

该例广泛期小细胞肺癌进行胸部姑息放疗未缓解上腔静脉压迫急诊，改善 PS，提高胸部肿瘤控制，患者生存获益。患者总生存达 15 个月余。

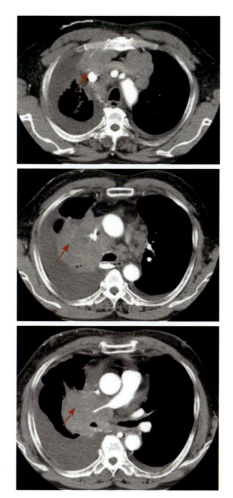

▲ 图 19-1　放疗前胸部 CT（2021 年 1 月 14 日）

右肺门可见软组织密度肿块影，与邻近肿大淋巴结融合，包绕邻近支气管，上叶支气管开口阻塞，中间干及中下叶支气管狭窄，病变远端肺内阻塞性改变，可见肺内不张实变及斑片、条索影，部分小叶间隔增厚；右肺门及纵隔多发肿大淋巴结；增强扫描肺门肿块及淋巴结可见强化，上腔静脉右肺动脉、右上肺静脉局限不规则狭窄（红箭）

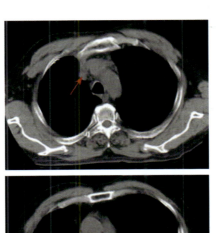

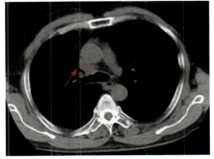

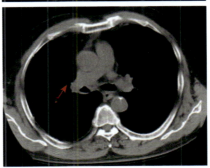

▲ 图 19-2　放疗后 1 个月胸部 CT
（2021 年 3 月 8 日）

右肺中心型肺癌，右肺门及纵隔多发淋
巴结转移，较前缩小，右肺上叶病变较
前均缩小，请结合临床（红箭）

【专家点评】

胸部放疗可提高广泛期小细胞肺癌（SCLC）的生存获益，CREST 研究证实对全身化疗后缓解的广泛期 SCLC 接受胸部放疗的患者局控率和生存率均获益，2 年总体生存率提高至 13%（对照组 3%，$P=0.004$），且没有发生严重毒性。本例患者初始右肺病灶肿瘤负荷大，胸部姑息放疗后明显获益，提高总生存期。

【病种介绍】

肺癌是世界范围内最常见、死亡率最高的恶性肿瘤之一。小细胞肺癌发病率较低，约占所有肺癌的 15%。由于生物学行为表现为生长迅速，倍增时间短，早期易发生区域淋巴结甚至远处转移。确诊时，局限期小细胞肺癌约占全部 SCLC 的 30%，其余为广泛期小细胞肺癌。SCLC 的发生与吸烟密切相关，90% 以上的 SCLC 患者曾经有吸烟史或正在吸烟，且其发生的风险与吸烟时间及数量呈正相关关系。广泛期 SCLC 患者通常预后较差，以全身化疗为主的治疗方案，胸部放疗主要为缓解局部症状。有研究表明，对于化疗后疗效较好的患者选择性的予以胸部原发病放疗耐受性良好，且可以有效增加胸部病灶的控制及提高部分患者的长期生存率。对于初始治疗后疗效评价为有效，且尚未发生脑转移的患者，可以考虑给予全脑预防性放疗，研究表明可以降低脑转移发生率，是否可提高生存尚无定论。

【诊疗过程】

以下为本例患者的诊疗流程。

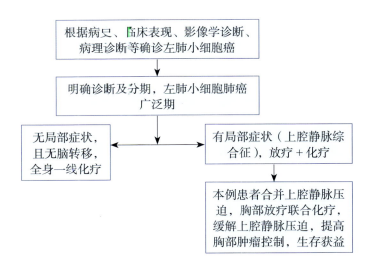

根据病史、临床表现、影像学诊断、病理诊断等确诊左肺小细胞癌

↓

明确诊断及分期，左肺小细胞肺癌广泛期

↓

无局部症状，且无脑转移，全身一线化疗 ← → 有局部症状（上腔静脉综合征），放疗+化疗

↓

本例患者合并上腔静脉压迫，胸部放疗联合化疗，缓解上腔静脉压迫，提高胸部肿瘤控制，生存获益

参考文献

[1] Slotman B J, van Tinteren H, Praag J O, et al. Use of thoracic radiotherapy for extensive stage small-cell lung cancer: a phase 3 randomised controlled trial [J]. *Lancet*, 2015, 385(9962):36–42.

病例19 广泛期小细胞肺癌胸部放疗

病例20
成人肺部黏液性囊腺瘤患者的治疗

患者17岁男性，主因肺部阴影（肺结核可能）就诊，胸部CT提示右肺占位及胸腔积液予以胸腔穿刺引流后见大量血性胸腔积液。

急诊手术切除相关病变，病理提示符合黏液性囊腺瘤。术后随访预后良好。

青年患者，急性病程，短期内出现咳嗽、咳痰，甚至咯血表现，影像学提示较大团块影，密度不均，并见含气透亮区，伴胸腔积液。需首先考虑结核病诊断，但病原学等其他检查为阴性，两者不符。结合病变内存在可疑液气平面，应警惕肺脓肿可能，但患者自觉无明显发热，亦与肺脓肿表现不符。此时要考虑到肿瘤的可能性，在排除主要怀疑病因后积极调整诊治方向，以免误诊、漏诊，延误病情。胸腔穿刺置管引流后注意监测患者引流液体颜色、速度及引流量的变化，尤其是出现血性胸腔积液、短期内引流量增大的表现时，要警惕胸腔内活动性出血可能，积极急诊外科介入治疗。

【病例介绍】

患者男性，17岁。主诉咳嗽、咳痰2周，咯血1周，加重1天。

1. 现病史 患者入院前2周无明显诱因出现咳嗽、咳痰，无发热，无胸痛、胸闷、喘憋等不适，未予以重视治疗。1周前患者开始出现咯血，为整口鲜血，未重视。1天前患者咯血加重，量10余口，无呼吸困难，无头晕、头痛等，就诊于附近医院，查胸部CT提示右上肺巨大团块影，右侧胸腔积液，右上肺可疑气液平面，结核不排除。患者自发病以来，神志清，精神可，饮食睡眠可，二便正常，体重未见明显变化。

2. 既往史 体健，吸烟史6年，日均15支，未戒烟，否认饮酒史。

3. 家族史 否认。

4. 体格检查 血压95/51mmHg，心率91次/分，指脉氧99%。神志清楚，精神可，查体合作。全身皮肤黏膜无黄染。浅表淋巴结未触及明显肿大。双肺呼吸音粗，右肺呼吸音低，双侧肺未闻及干、湿啰音。心腹查体阴性，双下肢无浮肿。

5. 诊疗经过 患者外院胸部CT：右肺上叶可见团块影，密度不均，内可见含气腔，周围可见渗出灶，右侧胸腔积液（图20-1）。

患者入院后完善血化验，提示白细胞 14.28×10^9/L，

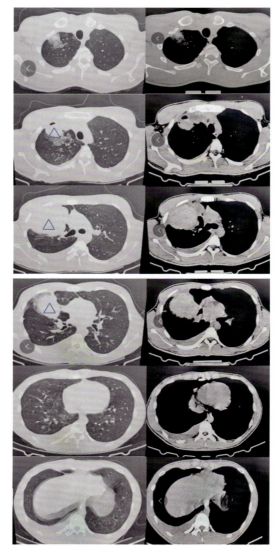

▲ 图 20-1　胸部 CT

右肺上叶可见团块影，密度不均，内可见含气腔，周围可见渗出灶，右侧胸腔积液

中性粒细胞百分比 90.6%，红细胞 $4.02 \times 10^{12}/L$，血红蛋白 118g/L ↓，血小板 $170 \times 10^9/L$，C 反应蛋白 5.38mg/L，PCT 0.05ng/ml；患者因疑诊肺结核来院，完善血 T-SPOT〔-〕，痰抗酸染色阴性，血肿瘤标志物阴性；综合上述检查结果考虑患者肺部感染、肺脓肿可能性大，肺结核待排除，积极完善其余结核相关病原学检查的同时予以抗感染治疗。复查胸部 CT 提示纵隔左移，右侧胸腔积气积液，见气液平面，部分肺组织呈压缩性肺不张。右肺上叶见肿块状影，径约 7.0cm，内见多发含气透亮区与胸膜粘连，右肺多发磨玻璃密度片影，左肺下叶后基底段见片状影。左侧胸膜局限性增厚〔图 20-2〕。

完善胸腔积液超声，提示右侧胸腔可见少 - 中量陈旧积液，行右侧胸腔闭式引流，可见血性浓稠液体流出，半小时内引流出 600ml 血性浓稠液体，胸腔积液化验回报血红蛋白 120g/L，结合患者血液血红蛋白 118g/L，不排除引流液为血液可能，予以复查血常规回报血色 107g/L。短期内患者血红蛋白出现下降，紧急请胸外科医师会诊考虑可能存在胸腔内活动性出血，存在外科干预指征，转至胸外科手术治疗。

急诊全麻下行开胸探查术，术中可见胸腔内较多积血，右肺上叶前段部分实变、可见一破损囊性病变，囊壁与前胸壁粘连紧密，粘连处可见迂曲血管。破损囊内可见较多血块、脓性分泌物，囊内可

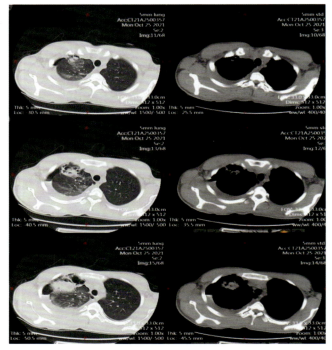

▲ 图 20–2　胸部 CT

纵隔左移，右侧胸腔积气积液，见气液平面，部分肺组织呈压缩性肺不张；右肺上叶见肿块状影，直径约 7.0cm，内见多发含气透亮区与胸膜粘连，右肺多发磨玻璃密度片影，左肺下叶后基底段见片状影；左侧胸膜局限性增厚

见活动性出血，并对右肺上叶进行对应处理。术中取右肺上叶 1 块，淋巴结若干送病理。术后复查血常规血红蛋白稳定，未再进行性下降。胸腔积液肿瘤标志物回报 CEA 146ng/ml，NSE 74.03ng/ml，pro-GRP 77.04ng/ml，较血液中肿瘤标志物结果升高。

　　肺叶活检病理诊断：（右肺上叶）肺叶切除标本，

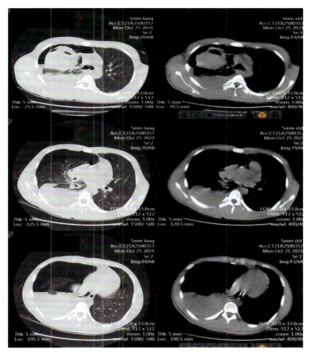

▲ 图 20-2（续） 胸部 CT

纵隔左移，右侧胸腔积气积液，见气液平面，部分肺组织呈
压缩性肺不张；右肺上叶见肿块状影，直径约 7.0cm，内见
多发含气透亮区与胸膜粘连，右肺多发磨玻璃密度片影，左
肺下叶后基底段见片状影；左侧胸膜局限性增厚

肺组织慢性炎，纤维组织增生，可见囊性变及出血，
囊壁被覆柱状上皮，符合黏液性囊腺瘤，部分上皮
黏液柱状上皮化生伴不典型增生，局灶考虑有癌变。
（胸壁肿物）肺组织慢性炎，纤维组织增生，部分肺
泡上皮黏液柱状上皮化生伴不典型增生，局灶考虑有
癌变。（第 10、11 组淋巴结）未见癌转移（0/1、0/1）。

肺叶活检免疫组织化学结果：（3 号 – 肺病灶）CKpan（＋），TTF-1（－），Napsin-A（－），CK20（－），CDX-2（－），Villin（部分＋），CEA（部分＋），p40（－），P63（－），P53（－），Ki67（5%）；（9 号 – 胸壁）CK7（＋），TTF-1（－），Napsin-A（－），CK20（－），CDX-2（－），Villin（部分＋），CEA（部分＋），p40（－），P63（－），P53（－），Ki67（5%＋）。

综合上述检查结果，诊断患者为成人肺部黏液性囊腺瘤。术后随访患者预后良好，已恢复正常工作生活。

【难点分析】

本病例中患者诊断为成人肺部黏液性囊腺瘤，是少见的上皮性肿瘤，黏液囊腺瘤多发生于腮腺、胰腺、卵巢、阑尾，而本病例中病变发生于肺部，增加了本病的诊断难度。

据文献报道，肺黏液囊腺瘤发病年龄 41—68 岁（平均 57 岁），男女比例 1∶2，右肺较左肺多见。瘤体直径 1～15cm。肿瘤与周围组织分界清楚，有时囊壁破裂，囊内的黏液物质外渗可引起局部纤维化和炎性肉芽肿形成。本案例中患者为青年男性，主要突出表现为咳嗽、咳痰伴咯血，肺部巨大病变伴患侧胸腔积液，加之患者较消瘦，在初步诊断时主要考虑为肺结核合并肺部感染，完善相应血及痰结核相关检查后，不支持结核诊断，在积极处理并送检胸腔积液过程中，患者出现血胸并行急诊外科手术取活检送病理检查后才终于确定诊断。

本病需要与肺结核、肺部感染，以及先天性腺瘤样畸形、支气管囊肿、肺黏液性囊腺癌和黏液性细支气管肺泡癌鉴别。此瘤行单纯的手术切除即可，术后出现复发和转移罕见。

【专家点评】

这是一例成人肺黏液性囊腺瘤病例。肺黏液性囊腺瘤属于肺部良性肿瘤，是少见的上皮性肿瘤，病因不明确，可能与原始支气管在肺胚萌出及分支过程中发育中止或缺陷有关。患者因咳嗽咳痰咯血，院外怀疑肺结核转我院，因患者胸腔内出血，行胸部手术病理而确诊。肺黏液性囊腺瘤一般预后良好，手术切除病灶是最佳治疗方案，应根据肿块的大小、部位，选择部分切除术、肺叶切除术，防止复发和癌变。

【病种介绍】

肺黏液性囊腺瘤属于肺部良性肿瘤，是少见的上皮性肿瘤，但黏液囊腺瘤多发生于腮腺、胰腺、卵巢、阑尾。此病病因不明确，可能与原始支气管在肺胚萌出及分支过程中发育中止或缺陷有关。肺黏液囊腺瘤发病年龄 41—68 岁（平均 57 岁），男女比例 1∶2，右肺较左肺多见。瘤体直径 1～15cm。肿瘤与周围组织分界清楚，有时囊壁破裂，囊内的黏液物质外渗可引起局部纤维化和炎性肉芽肿形成。此类疾病治疗多行单纯的手术切除，术后出现复发和转移罕见。

【诊疗过程】

1周前出现咯血，1天前咯血加重，胸部CT提示右上肺巨大团块，右侧胸腔积液，右上肺可疑气液平面，结核不排除。病原学、胸部超声、胸部CT等检查后结果不支持结核诊断。患者血红蛋白下降，胸腔积液呈血性，胸腔积液血红蛋白水平与静脉血一致，考虑胸腔出血，行急诊外科手术，术中可见胸腔内较多积血，右肺上叶前段部分实变、可见一破损囊性病变，术后复查血常规血红蛋白稳定，未再进行性下降。根据术中探查情况、胸腔积液肿瘤标志物结果、肺叶活检病理诊断、肺叶活检免疫组织化学结果等，综合上述检查结果，诊断患者为成人肺部黏液性囊腺瘤。

以下为具体诊断流程。

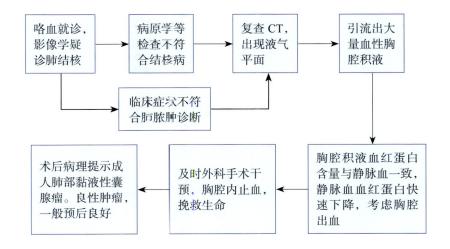

参考文献

[1] 钱晓君, 朱代峰, 荣光生, 等. 成人肺黏液性囊腺瘤 [J]. 临床肺科杂志, 2015(5):942-943,944.

[2] 韩安家, 何桥, 熊敏, 等. 肺交界性黏液性囊腺瘤一例 [J]. 中华病理学杂志, 2000, 29(1):77.

病例 21
局部晚期肺鳞癌患者的新辅助治疗

老年男性，新型冠状病毒感染后间断咳嗽。胸部CT提示左肺上叶占位，直径约8cm。PET-CT提示左肺上叶占位代谢增高，左肺门及双侧纵隔多发肿大淋巴结，代谢中度增高，转移可能性大。入我院行肺穿刺活检，病理提示鳞癌，给予两个周期卡瑞利珠单抗＋白蛋白紫杉醇＋卡铂新辅助免疫联合化疗，疗效预测不低于MPR，遂行左肺上叶切除＋系统性纵隔淋巴结清扫（保留神经），术后病理评价为CPR，新辅助治疗效果满意。

【病例介绍】

患者男性，60岁。主诉发现左肺上叶阴影5个月余。

1. 现病史 患者2022年底因感染新型冠状病毒后咳嗽，就诊于当地医院查胸部CT提示左肺上叶阴影，直径约8cm，后咳嗽好转，无明显咳痰，无咯血，无发热、胸痛、声音嘶哑，无盗汗、乏力、气短、消瘦。患者于河北省某医院进一步查PET-CT提示左肺上叶肿物长径约8cm，代谢增高，左肺门及双侧纵隔多发肿大淋巴结，代谢中度增高转移可能性大。门诊以"左肺上叶阴影"收入院。无咳嗽、咳痰，无咯血，无发热、胸痛、声音嘶哑，无盗汗、乏力、气短、消瘦，无上腔静脉压迫征、关节痛、杵状指。

2. 既往史 高血压 4 年余，最高 150/90mmHg，口服药控制可。2019 年体检发现冠心病，予支架植入，未出现明显心绞痛症状，后冠心病二级预防规律口服药物。空腹血糖轻度升高 2 个月，暂未诊治，嘱改善饮食，密切监测。否认肝炎、结核、疟疾病史，否认脑血管疾病、精神疾病史，否认手术、外伤、输血史，否认食物、药物过敏史，预防接种史不详。

3. 家族史 否认冠心病、高血压、糖尿病、肿瘤和遗传性疾病家族史。

4. 体格检查 心、肺、腹未有阳性体征。

5. 诊疗经过 入院完善相关检查，胸部 CT 示：左肺上叶肿块，大小约 8cm，肺癌可能性大，左上肺阻塞性不张，纵隔及左肺门淋巴结肿大。余未见异常（图 21-1）。患者在 CT 定位下穿刺为鳞癌，结合 PET-CT，临床分期为 $T_4N_3M_0$ ⅢC 期。入组本院开展的Ⅲ期不可切患者的转化治疗的ⅡT 研究，予以 2 周期卡瑞利珠单抗＋白蛋白紫杉醇＋卡铂的新辅助免疫合并化疗治疗后，疗效显著 PR（图 21-2）。后行胸腔镜左肺上叶切除合并淋巴结清扫术，术后病理示：肺组织慢性炎，纤维组织增生，可见大片坏死，未见明确肿瘤残留，根据肺癌新辅助治疗手术切除标本病理评估标准：肿瘤 0%、间质 60%、坏死 40%，符合病理完全缓解（CPR）；未见气腔播散、脉管癌栓及胸膜侵犯；气管断端及血管断端未见癌；切缘肺组织未见癌；肺门淋巴结未见癌

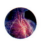

转移（0/1）；（第4、5、6、7、9、10、11、12组淋巴结）未见癌转移（0/1、0/1、0/1、0/1、0/1、0/2、0/3、0/1）。术后恢复良好，一般情况可，予办理出院。

新辅助治疗前后胸部CT比较见图21-1和图21-2。

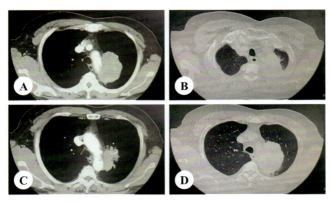

▲ 图 21-1　新辅助治疗前胸部 CT

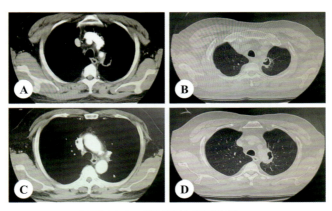

▲ 图 21-2　新辅助治疗后胸部 CT

【难点分析】

　　本例患者为老年男性，从起病来由看，为检查肺炎相关病情过程中偶然发现肺部肿物，从临床症状来讲，起病无典型咳痰、咯血等呼吸道症状，而是被新型冠状病毒肺炎相关的咳嗽症状掩盖，而且无恶性肿瘤在全身的消耗性体现，无局部的压迫症状，无副肿瘤综合征等内分泌表现，从发现疾病的角度讲是存在一定隐匿性的，并且发现时无器官部位的远处转移，而且只在左侧肺上叶，未累及同侧肺其他肺叶，未累及对侧肺叶，提示预后相对较好，手术可切除程度更高。由于还是有左肺门及双侧纵隔淋巴结增大，TNM 分期为 $T_4N_3M_0$，属ⅢC 期，考虑为进展期肺癌。

　　考虑到患者新近感染新型冠状病毒，在仍有咳嗽症状时发现肿物，采取待咳嗽症状缓解后再收治入院行择期手术。从手术时机来讲，符合待患者症状控制，呼吸系统功能恢复的诊治思路，并进行了合理的术前评估，这进一步减少了新型冠状病毒感染带来的可能的发生术后并发症的风险。

　　以免疫检查点抑制药为代表的免疫治疗已被证实可改善晚期及局部晚期 NSCLC 和 SCLC 肺癌患者的生存。而卡瑞利珠单抗联合紫杉醇/白蛋白结合型紫杉醇与卡铂的含铂两药化疗方案联合免疫治疗是晚期 NSCLC 鳞癌患者的Ⅰ级推荐治疗方案。由于患者的分期情况已超出指南推荐的肺癌外科手术的适应证，无法直接采用手术切除的治疗方案。因此，经过讨论，拟对本例患者采取新辅助免疫合并化疗治疗，使患者肿瘤降期，再行胸腔镜手术治疗切除病灶。

从本次治疗的效果来看，前期 2 程新辅助免疫合并化疗疗效预测不低于 MPR，最终实现了 R_0 手术切除，达到了新辅助治疗后手术切除评估标准的 CPR，在病理学和影像学上成果都令人满意。

【专家点评】

本病例的诊治体现了进展期胸部肿瘤治疗理念的转变。

1. 不可切除或潜在可切除的进展期肺鳞癌在患者通过新辅助治疗获得了根治性切除病变的机会。

2. 可切除或潜在可切除的进展期肺鳞癌通过新辅助治疗获得 R_0 切除的机会和更好的病理缓解。

3. 尽管新辅助治疗能够进一步改善患者的预后，但对肿瘤治疗后进行复杂手术并发症风险增加，以及患者对新辅助和手术的接受能力需要评估。

4. 在新辅助患者治疗后耐受手术能力下降，更有微创手术的需求。

【病种介绍】

肺鳞癌是肺恶性肿瘤最常见类型之一，常见于老年男性，与吸烟关系密切，肺鳞癌以中央型居多，生长相对缓慢，以局部侵犯为主，部分可发生远处转移。相较于肺腺癌，肺鳞癌很少发生基因突变，但肺鳞癌肿瘤负荷较大，免疫治疗效果较好，故对于病灶较大的患者，可考虑先行新辅助治疗，待瘤体缩小、临床降期后再行根治性手术。

【诊疗过程】

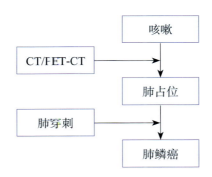

参考文献

[1] Goldstraw P, Chansky K, Crowley J, *et al*. The IASLC lung cancer staging project: proposals for revision of the TNM stage groupings in the forthcoming (eighth) edition of the TNM classification for lung cancer [J]. *J Thorac Oncol*, 2016, 11(1): 39–51.

[2] 北京协和医院成人新型冠状病毒感染患者术前评估与手术时机选择建议多学科专家组. 北京协和医院成人新型冠状病毒感染患者术前评估与手术时机选择建议 (2023) [J]. 协和医学杂志 ,2023,14(2):266–270.

[3] 中国临床肿瘤学会指南工作委员会组织 . 中国临床肿瘤学会（CSCO）免疫检查点抑制剂临床使用指南（2022 版）[M].

北京 : 人民卫生出版社 , 2022.

[4] 国家卫生健康委办公厅 . 原发性肺癌诊疗指南 (2022 年版)
[J]. 协和医学杂志 , 2022, 13(4): 549–570.

[5] 中国临床肿瘤学会指南工作委员会组织 . 中国临床肿瘤学会
（CSCO）非小细胞肺癌指南（2022 版）[M]. 北京 : 人民卫生
出版社 , 2022.

[6] Travis WD, Dacic S, Wistuba I, et al. IASLC Multidisciplinary
Recommendations for Pathologic Assessment of Lung Cancer
Resection Specimens After Neoadjuvant Therapy [J]. *Journal of
Thoracic Oncology*, 2020, 15(5): 709–740.

病例22
胸壁占位的诊治

【病例介绍】

患者男性，36岁。主诉发现左胸壁肿物2个月。

1. 现病史 患者2022年8月无明显诱因发现左侧胸壁肿物，直径约3cm，质韧，无明显触痛、破溃，患者无明显咳嗽、咳痰，无咯血，无发热、胸痛、声音嘶哑，无盗汗、乏力、气短、消瘦，无上腔静脉压迫征、关节痛、杵状指。患者当时未及时诊治，病灶逐渐增大并出现局部疼痛，当地医院就诊予止痛药对症治疗可缓解。患者遂就诊于我科门诊复查胸部CT阅片可见左侧胸壁肿物，直径约11cm。建议手术，门诊以"左侧胸壁肿物"收入院。

2. 既往史 无特殊。

3. 家族史 无特殊。

患者无明显诱因左胸壁肿物，无明显临床症状，病灶逐渐增大并出现局部疼痛后就诊入住于我院，复查胸部CT提示为左胸壁肿物，最大直径约17cm，侵犯胸壁软组织、第3~6肋骨及肺组织、壁胸膜及心包。胸壁肿物穿刺活检显示，癌瘤组织，分化差。为患者行胸壁肿物切除，第3~6肋骨人工肋骨重建，心包部分切除，胸膜部分切除人工胸膜重建，左肺上叶部分切除术。术后病理考虑尤因肉瘤。

4.体格检查 可见左前胸壁肿胀，可触及一直径 10cm 左右肿物，质硬，不可推动。

5.诊疗经过 入院后积极完善各项辅助检查，胸部 CT 示：左侧胸壁肿块影，最大直径 17cm，侵犯胸壁软组织、第 3～6 肋骨及肺组织、壁胸膜及心包（图 22-1）。胸壁肿物穿刺活检显示：癌癌组织，分化差。经术前全科讨论拟采取胸壁肿瘤切除，受侵犯的多脏器切除，胸壁重建的手术方式。后行全麻下胸壁肿物切除，第 3～6 肋骨人工肋骨重建，心包部分切除，胸膜部分切除人工胸膜重建，左肺上叶部分切除术（图 22-2）。

术后病理示：（胸壁肿物）小圆细胞恶性肿瘤，分化差，伴大片坏死，结合免疫组织化学，提示首先考虑尤因肉瘤可能性大，建议外院会诊并加做分

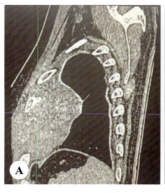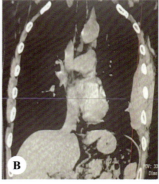

▲ 图 22-1 手术前胸部 CT

子检测协助明确诊断；可见脉管瘤栓，侵犯肋骨及肌组织。胸壁肿瘤残端及胸壁远心端未见癌瘤组织。（右肺上叶病灶）楔形切除标本，肺组织慢性炎，局灶胸膜增厚，伴小血管扩张；周围肺及切缘组织慢性炎。

免疫组织化学结果：CKpan（－），SMA（－），Desmin（－），CD99（＋），CD34（血管＋），BcL-2（＋），STAT6（－），S100（－），Ki67（约55%），GFAP（－），Vimentin（－），CK19（－），TTF-1（－），Napsin-A（－），p40（－），CD56（部分 +/－），CD3（－），CD20（－），CD31（－），CD138（－），BMA（－），CD38（－），Syn（－），Fli-1（－），CD117（＋），NSE（－）。

术后恢复良好，一般情况可，予办理出院。手术治疗前后胸部影像比较见图 22-1 和图 22-2。

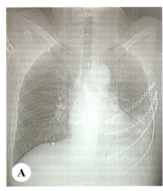
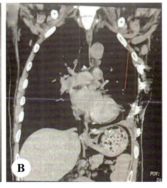

▲ 图 22-2　手术后胸部 X 线片及胸部 CT

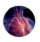
【难点分析】

本例患者青年男性，慢性病程，体检及 CT 示左侧胸壁巨大肿物，质硬，不可推动，并侵犯胸壁软组织、第 3～6 肋骨及肺组织、壁胸膜及心包。胸壁肿物穿刺活检显示，癌瘤组织，分化差。考虑到患者肿瘤体积较大，并已侵犯周围组织及肋骨、肺脏、心包，累及器官多且毗邻心脏大血管，操作难度极大。术中需警惕肿物对心血管、肺脏等压迫突然解除可能造成的呼吸和循环反跳性风险。患者胸壁肿瘤切除后，胸壁缺损较大可导致胸廓塌陷、呼吸功能严重影响，经术前全科讨论，确定术中同时行胸壁肿瘤切除并以人工肋骨及人工胸膜重建受损的胸壁及胸膜、心包。术后病理及免疫组织化学考虑尤因肉瘤可能性大。尤因肉瘤单纯通过手术切除效果并不理想，治愈率很低，术后仍需考虑患者身体状况，必要时外院会诊并加做分子检测协助明确诊断，进一步采取放化疗联合的综合治疗方法，建议长春新碱 + 多柔比星 + 异环磷酰胺 + 放线菌素 D（VAIA）和 VIDE 方案作为可选择的一线治疗。研究表明，外科手术联合或不联合放疗治疗尤因肉瘤在控制局部病变发展及生存率方面要明显优于单纯放疗。单从其影像学诊断上来看，尤因肉瘤的影像学与其他恶性骨肿瘤也有相似之处，缺乏特征性，常常需与溶骨型骨肉瘤、骨淋巴瘤、嗜酸性肉芽肿等疾病鉴别。因此，在临床工作中必须结合临床特点和病理才能做出准确诊断。

【专家点评】

本例手术体现"数字化新材料多器官联合切除功能重建"的原则和我院胸外科特色。胸壁肿瘤切除后胸壁缺损较大可导致呼吸功能严重影响，完整切除肿瘤的同时，对受损胸壁及胸膜、心包进行精准重建。保证患者胸廓的完整，也保证胸膜、心包的部分功能。维持循环、呼吸功能，避免手术造成的生活质量下降。

【病种介绍】

尤因肉瘤（Ewing sarcoma，ES）是一种罕见的恶性肿瘤，多表现为未分化的原发性骨肿瘤，好发于儿童和青少年。单从其影像学诊断上来看，尤因肉瘤的影像学与其他恶性骨肿瘤也有相似之处，缺乏特征性，常常需与溶骨型骨肉瘤、骨淋巴瘤、嗜酸性肉芽肿等疾病鉴别。因此，在临床工作中必须结合临床特点和病理才能做出准确诊断。尤因肉瘤单纯通过手术切除效果并不理想，治愈率很低，术后仍需考虑患者身体状况，必要时加做分子检测协助明确诊断，进一步采取放化疗联合的综合治疗方法。

【诊疗过程】

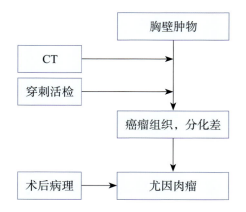

参 考 文 献

[1] 郭卫, 王臻, 郭征, 等. 尤因肉瘤肿瘤家族 (ESFT) 临床循证诊疗指南 [J]. 中华骨与关节外科杂志 ,2018,11(04):260–275.

[2] Biermann JS, Hirbe A, Agulnik M, et al. NCCN Clinical Practice Guidelines in Oncology (NCCN Guidelines®)：Bone Cancer (Version 2. 2023)[EB/OL].2022–09–28.
https://www.nccn.org/guidelines/category_1.

[3] Rodríguez-Galindo C, Navid F, Liu T, et al. Prognostic factors for local and distant control in Ewing sarcoma family of tumors [J]. *Ann Oncol*, 2008,19(4):814–820.

[4] 何艳琼, 代文莉, 胡涛, 等. 肋骨尤因肉瘤并骨转移 1 例 [J]. 巴楚医学 , 2020, 3(03): 95–98.

病例 23
双肺多发原发肺癌患者的诊治经过

【病例介绍】

患者女性，43 岁。体检发现肺部阴影 2 周。

1. 现病史　患者于 2 周前体检发现右肺下叶病变。偶有咳嗽、咳痰，痰量较少，无咯血，无发热、胸痛、声音嘶哑，无盗汗、乏力、气短、消瘦，后患者就诊于我院，行胸部 CT 示：右肺下叶结节影，门诊以"肺部阴影"收入院。

2. 既往史　否认肝炎、结核、疟疾病史，否认高血压、心脏病史及糖尿病。

3. 家族史　无特殊。

4. 体格检查　心、肺、腹（-）。

5. 诊疗经过　入院后完善相关检查，胸部 CT 示：右肺下叶结节大小为 2.1cm×1.0cm，实性，边缘见分叶、

体检发现肺部 2 处结节，偶有咳嗽、咳痰症状。胸部 CT 表现为右肺下叶结节大小为 2.1cm×1.0cm，实性，边缘见分叶、毛刺；右肺上叶小结节 0.4cm 大小，磨玻璃密度。根据术中快速病理结果，决定为患者行胸腔镜下右肺下叶切除＋右肺上叶后段 A 亚段切除＋恶性肿瘤系统性纵隔淋巴结清扫术，术后病理示，右肺上叶后段 A 亚段病灶为原位腺癌；右肺下叶病灶为浸润性肺腺癌。患者术后恢复良好。

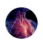

毛刺；右肺上叶小结节大小为 0.4cm，磨玻璃密度（图 23-1）；前纵隔见不规则软组织密度团块影，实质内少许斑片状钙化，最大直径为 7cm，累及心包，局部与升主动脉相贴。遂于我院行胸腔镜右肺下叶切除术合并右肺上叶后段 A 亚段切除淋巴结清扫术，术后病理示：（右肺上叶后段 A 亚段）肺段切除标本：肺组织内小灶肺泡上皮增生，有轻度异型，结合冰冻切片，符合原位腺癌；未见气腔内播散、脉管内癌栓及胸膜侵犯；切缘肺组织未见癌。（右肺下叶病灶）楔形 + 肺叶切除标本：浸润性肺腺癌（实体型 70%，腺泡型 30%，根据 2021 版 WHO 肺癌分类：低分化腺癌）；可见脉管瘤栓，未见气腔播散及胸膜侵犯；支气管断端及血管断端未见癌；肺门淋巴结组织未见癌（0/2）。第 2、4、7、8、10、11 组淋巴结未见癌转移（0/2、0/2、0/3、0/3、0/1、0/2）。

VENTANA 结果：PD-L1 22C3（1%），PD-L1 阳控（22C3）（＋），PD-L1 阴控（22C3）（－）。

免疫组织化学结果：CK7（＋），CKpan（＋），TTF-1（＋），Napsin-A（＋），p40（－），CK5/6（－）。

术后复查胸部 CT 示：右肺上叶亚段段面较小，肺膨胀良好，右肺中叶膨胀良好，胸腔无残腔（图 23-2）。术后恢复良好，一般情况可。

治疗前后胸部 CT 比较见图 23-1 和图 23-2。

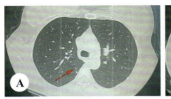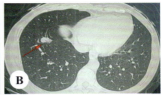

▲ 图 23–1　手术前胸部 CT

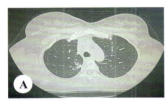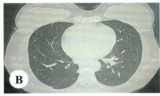

▲ 图 23–2　手术后胸部 CT

【难点分析】

患者术前评估多原发肺癌可能性大，根据 2 个结节部位及特点，右肺下叶实性结节＞2cm，考虑浸润型肺癌，采取肺叶切除术，右肺上叶磨玻璃结节，大小为 0.4～0.5cm，考虑微浸润腺癌或原位腺癌，采取亚段切除，更好地保护了肺功能。

【专家点评】

1. 对于多发肺结节，目前并没有完整且具有指导性的临床诊治指南。

2. 多发 GGN 手术切除后的预后多令人满意，术后 5 年生存率在 90% 以上，且亚肺叶切除也不影响多发 GGN 的预后。

3. 患者的总体生存率在主病灶切除后并不受残余亚结节的增长和新结节出现的影响。

4. 根据 GGN 的解剖位置、大小和数量，可以考虑亚肺叶切除和肺叶切除，双侧病变可以考虑同期或分期手术。

【病种介绍】

多发性肺结节是指影像学上肺内存在≥2 个直径均＜3cm 的结节病灶。近年来，多原发肺癌检出率呈现增长态势。手术是患者首选的治疗方法，多项研究表明手术的效果优于非手术治疗。多原发肺癌手术疗效与单原发肺癌手术疗效相当，术后总生存率并没有显著差异。然而，对于多原发肺癌的最佳手术方式还没有达成共识。当前手术切除的范围主要由外科医生根据结节部位和手术风险来决定，并综合考虑肿瘤的特点及患者的状况。

【诊疗过程】

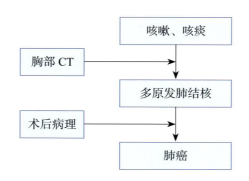

参 考 文 献

[1] 国家卫生健康委办公厅 . 原发性肺癌诊疗指南 (2022 年版) [J]. 协和医学杂志 , 2022, 13(4): 549–570.

[2] 中国临床肿瘤学会指南工作委员会 . 中国临床肿瘤学会 (CSCO) 非小细胞肺癌指南（2022 版）[M]. 北京 : 人民卫生出版社 , 2022.

[3] 谭锋维 , 李宁 , 高树庚 , 等 . 精准医学时代的肺癌外科治疗走向 [J]. 中国肺癌杂志 , 2016, 19(06): 318–320.

[4] Liu B. Diagnosis and Treatment of Pulmonary Multifocal Ground-glass Nodules [J]. *Chinese journal of lung cancer*, 2020, 23(8): 679–684

病例 23 双肺多发原发肺癌患者的诊治经过

病例 24
肺内结节患者的随诊过程

患者老年女性，12 年前体检发现肺部磨玻璃微结节，未诉特殊不适，定期规律复查，12 年间，肺部结节由 4mm 增大至 11mm。患者为行手术治疗入院，术中病理为分化好的腺癌，遂行胸腔镜右肺上叶尖段切除＋局限性纵隔淋巴结清扫术，术后病理示微浸润腺癌，患者术后恢复良好。

【病例概况】

患者女性，65 岁。CT 发现右肺上叶结节 12 年。

1. 现病史 患者 12 年前因双肺结核于我院治疗，行胸部 CT 检查发现右上叶磨玻璃结节，具体不详。2012 年 CT 提示大小为 4mm，后定期复查，该结节有所增大。为行手术治疗入院。

2. 既往史 2011 年诊断出双肺结核，行抗结核治疗 2 年后治愈。

3. 家族史 无特殊。

4. 体格检查 心、肺、腹（－）。

5. 诊疗经过 入院后完善相关检查，胸部 CT 示右上叶磨玻璃结节，大小为 11mm（图 24-1 G）。头颅 CT 及腹部 B 超检查未见异常。遂行胸腔镜右肺上叶尖段切除、淋巴结清扫术，术中冰冻病理为"分化好的腺癌"，术后病理示：微浸润性腺癌（浸润灶直径 0.2cm，腺泡型）；未见脉管癌栓、气腔播散及胸膜侵犯；其余肺组织慢性炎　切缘未见癌；气管断端及血管断端未见癌；第 7、9、10 组淋巴结未见癌转移（0/1、0/1、0/1），病理分期为 $pT_{1b}N_0M_0$。术后恢复良好，一般情况可，予办理出院。

胸部 CT 影像见图 24-1。

【难点分析】

本例患者老年女性，慢性病程。2012 年前的 CT 已经无法调阅，从既往历年随访复查来看，肿瘤生长超过 10 年（图 24-1），而 10 余年时间里，肿瘤体积生长缓慢，并未发生淋巴结或远处转移，也说明肿瘤恶性程度较低，考虑原位癌或微浸润癌可能性大，因此以胸腔镜右肺上叶尖段切除、淋巴结清扫术替代肺叶切除，术后病理也证实了这一考虑。从手术的操作难度来讲，基于既往的肺结核病史，使得正常的肺部结构存在粘连，从而干扰术中正常解剖结构的辨别，增大了手术难度。从发现肿瘤的过程来看，肺癌是在诊治双肺结核的过程中复查胸部 CT 才发现的。根据一项国内研究，结核的陈旧性病变是肺结核合并肺癌的独立危险因素，故此例患者肺癌的发生有一定的特殊性，与其余吸烟相关引起的肺癌不同。结核可以增加肺内及肺外多种癌症的风险，以患肺癌风险最高，这可能与结核引发

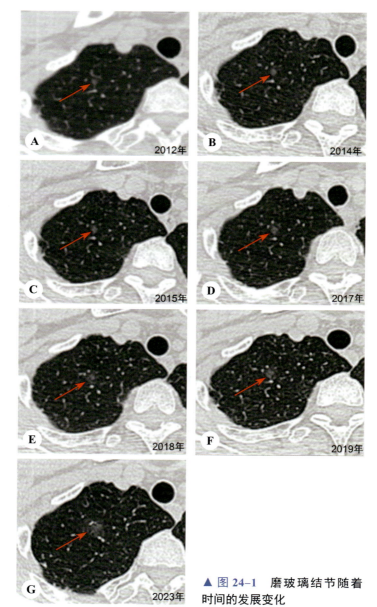

▲ 图 24-1　磨玻璃结节随着时间的发展变化

的慢性炎症有关。故从临床经验上也进一步提示肺结核治疗后的患者应常规复查胸部 CT 警惕肺癌发展趋势。

【专家点评】

1. 纯磨玻璃结节不可怕，为早期肺癌或癌前病变，生长很慢，手术窗口期长，允许长时间观察。

2. 哪怕磨玻璃结节有增大，可能依然是早期肺癌、未进展到浸润状态。

3. 对本例患者而言这 10 余年里，任何时间都可以手术，并不改变手术效果。需找到手术创伤、生活质量、病变变化、身体功能退化的平衡点。

4. 磨玻璃结节生长变化多样，本例患者以直径增大为主，密度反而下降、中心变散。

5. 是否还可继续观察？不建议继续观察。因为病变增大比较明显，继续观察肿瘤有失控风险；随着患者年龄增长、身体状态下降，再加上结核的病史，手术难度增加，有增大手术并发症风险。

【病种介绍】

纯磨玻璃结节一般活性较弱，呈现惰性特征，生长缓慢，罕见转移。因此对于纯磨玻璃结节不急于手术干预，手术时机的选择需要根据患者病变发展、身体状况、生活质量、手术创伤及手术风险等综合判断。

【诊疗过程】

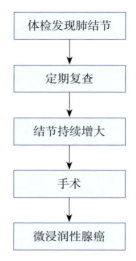

参 考 文 献

[1] Saji H, Okada M, Tsuboi M, et al. Segmentectomy versus lobectomy in small-sized peripheral non-small-cell lung cancer (JCOG0802/WJOG4607L): a multicentre, open-label, phase 3, randomised, controlled, non-inferiority trial [J]. *Lancet*, 2022, 399(10335):1607–1617.

[2] 李卫民，郑丽君，蔡超，等.肺结核合并肺癌危险因素研究及临床特征分析 [R].中国防痨协会第 33 届全国学术大会暨中国防痨科技奖颁奖大会.青岛:2021.

[3] Simonsen DF, Farkas DK, Sgaard M, et al. Tuberculosis and risk of cancer: a Danish nationwide cohort study [J]. *Int J Tuberc Lung Dis*, 2014, 18(10) : 1211–1219.

[4] 赫捷，李霓，陈万青，等.中国肺癌筛查与早诊早治指南（2021,北京）[J].中华肿瘤杂志, 2021, 43(3):243–268.

病例 25
肺内腺鳞癌患者的手术治疗

【病例介绍】

患者男性，56岁。咳嗽，胸部CT发现右肺下叶占位1个月。

1. 现病史 患者1个月前无明显诱因下出现咳嗽，无发热、咳痰、咯血，于当地医院行胸部CT检查发现右肺下叶占位，大小约3cm，恶性可能。为进一步治疗入院。

2. 既往史 无特殊。

3. 家族史 无特殊。

4. 体格检查 心、肺、腹（-）。

5. 诊疗经过 入院后完善相关检查，骨扫描、头颅CT、腹部B超均未见异常，临床诊断早期肺癌，行胸腔镜右肺下叶切除、淋巴结清扫术，术中冰冻病理为"非小细胞癌"。术后病理示：腺鳞癌［角化型鳞状细胞癌，约占70%；浸润性非黏液性腺癌（实

咳嗽1个月，胸部CT检查发现右肺下叶结节，大小约3cm，术前检查无明显手术禁忌，术中病理示"非小细胞肺癌"，遂行胸腔镜右肺下叶切除＋系统性纵隔淋巴结清扫术。术后病理示腺鳞癌。恢复良好。

体型 100%，根据 2021 版 WHO 肺腺癌新分类：低分化腺癌），约占 30%，部分肿瘤细胞 SMARCA4 表达缺失]；可见脉管癌栓及气腔播散；未见胸膜侵犯；其余肺组织慢性炎；气管断端及血管断端未见癌；（第 12 组淋巴结）可见癌转移（1/1）；第 2、4、7、10、11 组淋巴结未见癌转移（0/1、0/3、0/1、0/1、0/1），其中（第 10 组淋巴结）被膜淋巴窦可见少许癌瘤细胞。病理分期为 $pT_{2a}N_1M_0$。

–VENTANA 结果：ALK D5F3（–），ALK 阳控（+），ALK 阴控（–），PD-L1 22C3（0），PD-L1 阳控（22C3）（+），PD-L1 阴控（22C3）（–）；

免疫组织化学结果：CKpan（+），TTF-1（–），Napsin-A（–），p40（鳞癌 +），CK5/6（鳞癌 +），CD34（–），Vimentin（–），CK18（+），EMA（+），INI-1（+），SMARCA4（鳞癌 +；腺癌小部分 +），CK7（腺癌 +），CK20（–），CDX-2（–），Villin（–），CD56（–），Syn（–），Ki67（热点区 30%）。

特殊染色结果：弹力纤维染色（PL0），PAS 染色（+）。

术后恢复良好，一般情况可，予办理出院。

胸部 CT 影像对比见图 25-1。

【难点分析】

本例患者老年男性，以"咳嗽"起病，既往吸烟 35 年，每日 1 包，吸烟指数 35 包年。从致病因

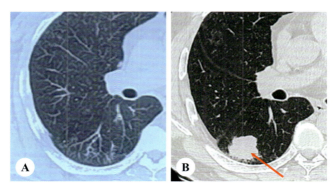

▲ 图 25-1　胸部 CT 发现前后影像

素来看，印证了烟草是肺癌发展中最重要的危险因素。术前无脑、骨及其他腹部脏器转移。2021 年 CT 无明显病变，只显示少量间质性改变（图 25-1A），故 2022 年未复查 CT。2023 年因新型冠状病毒感染，复查 CT 发现右下叶 3cm 占位。两年长出 3cm 实性结节（图 25-1B），生长速度太快。术中病变一侧表现为明显的胸膜凹陷，另一侧又表现为黄色的胸膜改变，似乎良性、恶性特征共存，切下来后，病变剖面有鱼肉样组织，同时也有坏死、干酪样改变。最终病理确诊腺鳞癌、伴淋巴结转移、脉管癌栓及气腔播散。本例腺鳞癌，临床罕见，只占据所有肺癌的 0.6%～2.3%，并伴 SMARCA4（鳞癌 +，腺癌小部分 +）部分缺失，这与现有指南中其他类型的 SMARCA4 缺陷的未分化肿瘤的独特免疫组织化学相吻合，需进一步追踪其生物学行为，提示本例的特殊性。本例患者术后病理分期属于 $pT_{2a}N_1M_0$，

ⅡB 期，符合肺癌外科手术的绝对适应证也即目前比较一致的手术适应证是 $T_{1\sim3}N_{0\sim1}M_0$ 期。

【专家点评】

1. 新型冠状病毒感染后确实有一部分肿瘤患者，病变生长较快（1～2 年内长出）、鳞癌、内部坏死明显。所以该患者肿瘤与新型冠状病毒的关系确实值得怀疑。

2. 该患者疾病短期内进展速度极快，伴肺门淋巴结转移，提示肿瘤恶性程度较高，术后需要进一步辅助治疗，但预后可能较差。

【病种介绍】

腺鳞癌是在临床中相对罕见的混合性肺癌，占临床中所有肺癌的 0.6%～2.3%。根据 WHO 新分类，肿瘤必须含有至少 10% 的腺癌或鳞癌成分时才能诊断为腺鳞癌。常位于外周并伴有中央瘢痕形成。在转移特征和分子生物学方面与其他非小细胞肺癌无差别。肺腺鳞癌属于非小细胞肺癌的一种。目前非小细胞肺癌患者普遍接受的模式为手术、化疗、放疗、免疫治疗及分子靶向治疗等相结合的多学科综合治疗模式。

【诊疗过程】

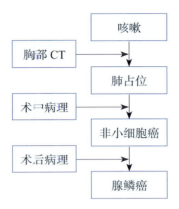

参 考 文 献

[1] Mao Y, Yang D, He J, Krasna MJ. Epidemiology of Lung Cancer [J]. *Surg Oncol Clin N Am*, 2016, 25(3):439–445.

[2] WHO Classification of Tumours Editorial Board. WHO classification of tumours.*Thoracic Tumours* [M]. 5th ed. Lyon: IARC Press, 2021

[3] Rao N. Adenosquamous carcinoma [J]. *Semin Diagn Pathol*, 2014, 31(4):271–277.

[4] 国家卫生健康委办公厅 . 原发性肺癌诊疗指南（2022 年版）[J]. 协和医学杂志 , 2022, 13(4): 549–570.

病例 26
肺结核患者治疗中肺内结节的随访变化

结核患者在规范的抗结核的治疗过程中，若出现抗结核治疗后病情变化，要警惕肺癌的可能，即便是年轻患者也要积极筛查，排除恶性可能，避免漏诊或是误诊。

【病例介绍】

患者女性，26 岁。检查发现右肺下叶结节 2.5 年余。

1. 现病史 患者于 2.5 年前检查发现右肺下叶结节，无咯血，无发热、胸痛、声音嘶哑，无盗汗、乏力、气短、消瘦，无上腔静脉压迫征、关节痛、杵状指。门诊以"右肺下叶结节"收住我科。自发病以来，患者精神状态良好，体力情况良好，食欲食量良好，睡眠情况良好，体重无明显变化，大便正常，小便正常。

2. 既往史 2020 年 5 月因反复午后低热，喘憋就诊，发现右侧胸腔积液，外院考虑肺结核可能，诊断性抗结核治疗 10 个月。否认肝炎、疟疾病史；否认高血压、心脏病史，否认糖尿病、脑血管疾病、精神疾病史，否认手术、外伤、输血史，否认食物、药物过敏史，预防接种史不详。

3. 家族史 否认糖尿病、高血压、冠心病、肿瘤和遗传性疾病。

4. 体格检查 胸廓正常，胸骨无叩痛，乳房正常对称。呼吸运动正常，肋间隙正常，语颤正常，无胸膜摩擦感，无皮下握雪感，呼吸运动正常，叩诊清音，呼吸规整，双肺呼吸音清晰，双侧肺未闻及干、湿啰音。心前区无隆起，心尖冲动正常，无震颤，无心包摩擦感，心浊音界正常，心率每分钟70次，心音正常，律齐，无杂音，无心包摩擦音。无周围血管征。其他专科查体未见明显异常。

5. 诊疗经过 2020年5月因反复午后低热，喘憋就诊于外院，检查提示右侧胸腔积液，行右侧胸腔穿刺引流术，引流淡黄色液体2L，外院考虑肺结核可能，后行抗结核治疗10个月，2021年5月就诊于结核内科，行胸部CT检查发现右肺下叶结节，考虑良性可能（图26-1）。2021年11月再次复查胸部CT，提示右肺下叶结节较前略增大，变实（图26-2）。2022年3月行气管镜检查，未见明显异常，刷检病理未见肿瘤细胞。肿瘤标志物及真菌等相关检查未见明显异常，2022年3月调整抗结核治疗方案为异烟肼＋乙胺丁醇＋吡嗪酰胺＋利福喷丁。2022年7月复查胸部CT提示右肺下结节较前略增大（图26-3），继续抗结核治疗后于2022年10

月再次复查胸部 CT，结果提示右肺下结节较前明显增大（图 26-4）。为进一步诊治就诊于我院，在完善相关术前检查后，无明显手术禁忌证，行胸腔镜手术治疗，术中可见患者胸腔广泛膜样粘连，先楔形切除病灶，术中病理结果回报浸润性腺癌，遂行胸腔镜下右肺下叶切除 + 纵隔淋巴结清扫术。术后病理低分化腺癌，第 12 组淋巴结可见转移，伴有脉管癌栓，气腔播散，胸膜侵犯，且微乳头成分占比 95%；基因检测提示：ALK 融合阳性；右肺下叶周边结节 TB-DNA 阳性，低于耐药检测下限。病理分期 $pT_{2a}N_1M_0$、ⅡB 期，术后行 4 个周期化学治疗，方案：培美曲塞二钠 0.7g + 卡铂 400mg。术后 3 个月复查未见明显复发迹象。

【难点分析】

患者青年女性，既往肺结核病史，抗结核治疗后检查发现右肺下叶结节，易误诊为结核性结节；密切随诊过程中结节缓慢增长。术后病理诊断为低分化腺癌，第 12 组淋巴结可见转移，伴有脉管癌栓，气腔播散，胸膜侵犯，且微乳头成分占比 95%，提示肿瘤恶性程度高，预后差。

【专家点评】

肺结核和肺癌均严重危害着人类健康，每年分别造成上百万患者死亡。特别在发展中国家，两种

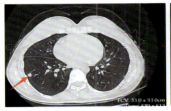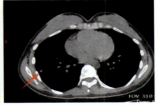

▲ 图 26-1　右肺下叶实性结节，良性可能，抗炎治疗后复查

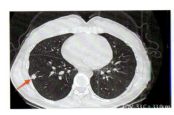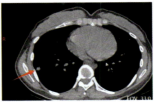

▲ 图 26-2　右肺下叶结节，较之前增大

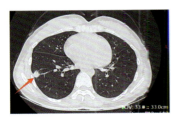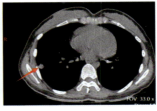

▲ 图 26-3　右肺下叶结节，较之前增大

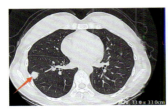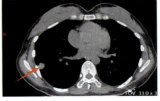

▲ 图 26-4　右肺下叶结节，较之前明显增大

病例 26　肺结核患者治疗中肺内结节的随访变化

疾病共存的发病率高。已有流行病学研究证据表明，结核病增加了肺癌的患病风险，在中国的一项队列研究中，结核病患者肺癌的发病率约为非结核病患者的 11 倍。肺结核和肺癌预后不同，但在病因方面关系密切。肺结核可以通过慢性炎症刺激、免疫异常、瘢痕及钙化灶、基因突变及药物影响等因素增加肺癌的发生率。该患者就是在肺结核的基础上继发肺恶性肿瘤。

肺癌和肺结核都是呼吸系统疾病和消耗性疾病，两者有着相似的临床特征和影像学特征，尤其是结核菌素试验强阳性和痰涂片阳性的早期肺癌患者，很容易被漏诊或误诊，延误治疗。既往的 Meta 分析结果表明，肺结核合并肺癌患者与单纯肺结核患者的大多数临床症状均没有显著性差异，但肺结核合并肺癌患者夜间出汗症状的发生率更低，呼吸困难、血痰和出血性胸腔积液的发生率更高。两类患者的影像学特征在钙化阴影和肿块阴影方面也无显著性差异，但肺结核合并肺癌患者表现出更高比例的分叶征、肿块、结节影、卫星病变、小空泡征、空泡征、针状征及胸膜凹陷，以及较低比例的索状阴影和空洞性病变。该患者的影像学表现不是很典型，导致确诊的延误。

肺结核合并肺癌为临床治疗带来一定挑战。对于合并陈旧性肺结核的肺癌患者，一般无须进行抗结核药物治疗，仅行抗肿瘤治疗，该患者术前结核相关检查提示阴性，术后病理结果提示右肺下叶周边结节 TB-DNA 阳性，低于耐药检测下限，术后也未进行抗结核治疗。活动性肺结核合并肺癌时应予以抗肿瘤和抗结核的双重治疗。双重治疗可提高临床获益，避免治疗延误且不会增加不良反应的发生率。对于合并活动性肺结核的可手术肺癌确诊患者，痰涂片和 TB-PCR 阴性者应尽早行肺癌切除术和抗结核治疗；对于痰涂片或 TB-PCR 阳性的可手术肺癌患者，应先行 2～3 周的抗结核四药联合强化治疗，若痰结核菌或量高或合并空洞可适当增加抗结核治疗时间，肺结核治疗时间不会影响术后支气管胸膜瘘和肉芽肿等并发症的发生率，痰涂片和 TB-PCR 转阴性后应尽早手术。肺结核合并肺癌患者相比肺癌患者的术后生存期无显著差异。对于确诊时已失去手术机会的合并结核的晚期肺癌患者，抗结核治疗同时应同步行放、化疗或靶向治疗等综合治疗。双重治疗不影响治疗效果，但以 PD-1/ PD-L1 抑制药为代表的免疫治疗药物可能会加重肺结核引起的炎症反应，目前暂不建议用于活动性肺结核患者。对于抗结核治疗效果不佳的患者，需警惕耐药的可能，及时进行 xpert 等检查，尽量避免多重耐药的出现。

综上，流行病学研究已经证实肺结核和肺癌的密切关系，在抗结核治疗的同时要警惕合并肺癌的可能，争取做到肿瘤的早期预防。

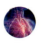

【病种介绍】

肺腺癌是非小细胞肺癌的一类，多数起源于支气管黏膜上皮，病灶多发生在外周，初期症状一般不明显。肺腺癌占肺癌总数的40%～50%，为最常见的肺癌类型。男性发病数高于女性，男女患病之比约为2：1。下列因素与肺癌的病因有密切关系：大气污染、吸烟、室内环境污染、职业因素、肺部慢性疾病（如肺结核、硅沉着病、尘肺等可与肺癌有关）；人体内在因素如家族遗传，以及免疫功能降低、代谢活动、内分泌功能失调等也可能对肺癌的发病起一定的促进作用。早诊、早治，手术、放化疗、靶向、免疫及中医等综合化、规范化、个体化治疗是提高预后的关键。

【诊疗过程】

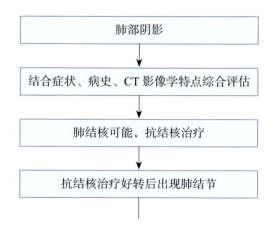

肺部阴影

↓

结合症状、病史、CT影像学特点综合评估

↓

肺结核可能，抗结核治疗

↓

抗结核治疗好转后出现肺结节

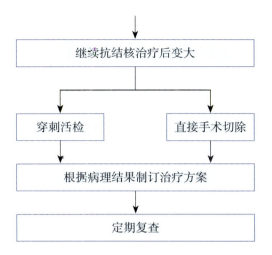

参考文献

[1] Yu YH, Liao CC, Hsu WH, et al. Increased lung cancer risk among patients with pulmonary tuberculosis:a population cohort study [J]. *J Thorac Oncol*, 2011, 6(1): 32–37.

[2] Shi YJ, Zhao QQ, Liu XS, et al. Toll-like receptor 4 regulates spontaneous intestinal tumorigenesis by up-regulating IL-6 and GM-CSF [J]. *J Cell Mol Med*, 2020, 24(1): 385–397.

[3] Sarode P, Schaefer MB, Grimminger F, et al. Macrophage and tumor cell cross-talk is fundamental for lung tumor progression:We need to talk [J]. *Front Oncol*, 2020, 10: 324

[4] Yu AI, Zhao L, Eaton KA, et al. Gut microbiota modulate CD8 T cell responses to influence colitis-associated tumorigenesis [J]. *Cell Rep*, 2020, 31(1): 107471.

[5] Sun W, Zhang L , Liang J, et al. Comparison of clinical and imaging features between pulmonary tuberculosis complicated with lung cancer and simple pulmonary tuberculosis: a systematic review and meta-analysis [J]. *Epidemiology and infection*, 2022, 150:e43.

[6] Ho JC, Leung CC. Management of co-existent tuberculosis and lung cancer [J]. *Lung cancer*, 2018, 122: 83–87.

[7] Chu YC, Fang KC, Chen HC, et al. Pericardial tamponade caused by a hypersensitivity response to tuberculosis reactivation after anti-PD-1 treatment in a patient with advanced pulmonary adenocarcinoma [J]. *J Thorac Oncol*, 2017, 12(8): e111–e114.

病例 27
CT 表现为囊腔型病变的肺浸润性黏液腺癌

【病例介绍】

患者女性，54 岁。间断咳嗽咳痰 1 年余，发现右肺下叶囊腔影 1 天。

1. 现病史　患者 1 年前无明显诱因出现咳嗽伴白色黏痰，受凉后加重，伴间断胸闷气短，无咯血，无发热、声音嘶哑，无盗汗、乏力、气短、消瘦，无上腔静脉压迫征、关节痛、杵状指；症状明显时自服甘草片，症状可好转，未进一步诊疗。1 天前体检行胸部 CT 提示右肺下叶囊腔影伴周围实变。为进一步诊治收住入院。

2. 既往史　既往颈椎病史，无特殊基础疾病，无烟酒史，无过敏史。

3. 家族史　否认肿瘤家族史，否认家族性遗传病史。

4. 体格检查　一般情况良好，营养良好，浅表淋巴结未及肿大。双肺

病例符合囊腔型肺癌的典型临床特点，但术前经气管镜检查、胸部 CT 等检查难以明确诊断，易误诊为肺囊肿合并感染，对此类疾病影像学特点的充分认识，是及时发现及时治疗的关键。

呼吸音清，未闻及干湿啰音。心律齐，各瓣膜听诊区未闻及杂音。腹平软，无明显压痛、反跳痛及肌紧张，未触及包块，肝脾肋下未及。

5. 诊疗经过　入院后完善全身检查。血常规、肝肾功能电解质、凝血及标志物五项均正常。肝胆胰脾及肾上腺超声未见异常；头部 CT 未见异常。痰（液基薄层细胞学检查）：未见癌瘤细胞。

胸部 CT（图 27-1）：右肺下叶前基底段见一大囊腔影，内见分隔，局部壁增厚，周围见斑片、磨玻璃和结节影，右肺下叶后基底段少许磨玻璃影。右侧胸膜局限性增厚。纵隔未见明显肿大淋巴结。

经全科讨论，考虑患者右肺下叶病变不除外恶性可能，经患者及家属充分知情同意，行 VATS 单孔右肺下叶切除＋纵隔淋巴结清扫术。术中见病变位于右肺下叶基底段大小约 8cm×10cm×10cm，主体呈含气囊性病变，局部肺呈实性病变。术中冰冻病理结果：黏液性肿瘤，考虑浸润性黏液腺癌。

术后病理：浸润性黏液性腺癌；可见气腔播散，未见脉管癌栓及胸膜侵犯；其余肺组织慢性炎；气管断端及血管断端未见癌；第 4、7、9、11 组淋巴结未见癌转移（0/3、0/4、0/1、0/4）。VENTANA 结果：PD-L1 22C3（0），PD-L1 阳控（22C3，＋），PD-L1 阴控（22C3，－）；免疫组织化学结果：CK7（＋），TTF-1（个别细胞＋），Napsin-A（－），CK20（－），CDX-2（－），Villin（部分＋），CK pan（＋），p40（－），

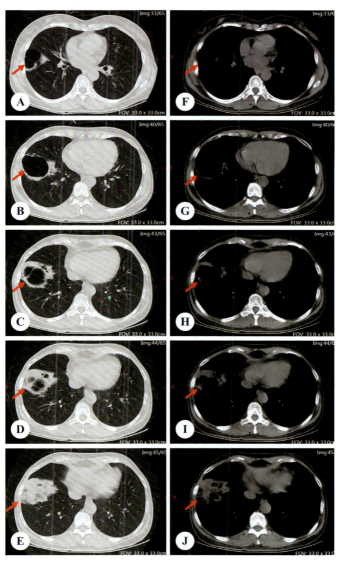

▲ 图 27-1　患者胸部 CT 图像

A 至 E. 为肺窗；F 至 J. 为纵隔窗

CK5/6（−），HER2（2+），PAX-8（−）。

【难点分析】

本病例为典型的囊腔型肺癌，由于临床表现无特异性，影像学表现为囊腔并周围斑片、磨玻璃和结节影，痰细胞学检查多为阴性，易误诊为肺囊肿并感染等良性病变导致病情延误；而经皮穿刺活检很难获得足够的标本，易引起气胸，因此术前诊断困难。胸外科及影像科医生均需要充分认识该病变的发生机制及影像学特点，才能准确识别此类疾病，使患者得到及时有效的治疗。

【专家点评】

囊腔型肺癌是一种以囊腔（≥3/4 囊壁厚度，≤4mm）为主要表现的特殊肺癌类型。由于它含有囊腔，因此常常会被误认为是良性病变。主要解剖学分型为周围型；病理类型以腺癌最常见，并以高中分化腺癌多见。

形成机制认为肿瘤易侵犯肺泡壁、细支气管或沿肺间质直接扩散，当阻塞支气管致其变窄时可引起活瓣样阻塞效应。

一般无症状，多为体检中无意发现的，或者在检查其他疾病时偶然发现，而有症状的囊腔类肺癌一般也是无特异性的症状，如咳嗽、咳痰、胸痛、咯血等。极少数病例中可因囊腔破裂引起气胸为首发表现。

该类型肺癌主要的 CT 表现为肺部孤立或多发的囊性病灶，时而伴有实性或磨玻璃病灶，也有小部分表现为单纯囊性病灶，多位于肺野的周围。除了具有一般周围型肺癌的征象（分叶征、毛刺征、胸膜凹陷征、血管集束征等）外，还具有囊腔内壁毛糙、囊内分隔、壁结节等特异性的 CT 表现。

由于它的囊壁一般较薄，普通经皮穿刺活检和经支气管活检很难获得足够的标本，此外，穿刺为有创性的检查，可能会导致肿瘤的破裂和气胸。而且大多数囊腔类肺癌是外周性的，因此痰细胞学检查敏感性较差。这都为术前诊断造成了困难。

原发性肺浸润性黏液腺癌（primary pulmonary invasive mucinous adenocarcinoma，PPIMA）是肺浸润性腺癌的一个独立的变异亚型，所有肺腺癌中占比 2%~10%。临床多以咳嗽、咳痰、胸闷和气促等症状就诊，也有部分患者于体检时偶然发现。长期咳白色黏液样痰是 PPIMA 较常见的症状之一。由于 PPIMA 临床特征无特异性，多因误诊为肺结核、肺炎及其他肺为疾病，治疗无好转而怀疑为恶性肿瘤，经皮肺穿刺活检或术后病理活检确诊。影像学表现分为结节肿块型和肺炎样实变型。

可切除的 I～ⅢA 期 PPIMA，外科手术是最主要的治疗手段，标准术式为肺叶切除＋系统淋巴结清扫。肿瘤最大径≤3cm 的早期 PPIMA，经手术治疗后 5 年的无进展生存期（DFS）可高达 89.3%。有研究显示手术后 IMA 与 INMA 的 5 年总生存率 OS 无显著差异，IMA 淋巴转移较少，但更易出现肺内复发及肺内转移。

【病种介绍】

囊腔型肺癌是一种以囊腔（≥3/4 囊壁厚度，≤4mm）为主要表现的特殊肺癌类型。由于它含有囊腔，因此常常会被误认为是良性病变。主要解剖学分型为周围型。病理类型以腺癌最常见，并以高中分化腺癌多见；以腺泡为主型居多（占 51%），其次是贴壁 + 腺泡为主型。形成机制认为肿瘤易侵犯肺泡壁、细支气管或沿肺间质直接扩散，当阻塞支气管致其变窄时可引起活瓣样阻塞效应。

一般无症状，多为体检中无意发现的，或者在检查其他疾病时偶然发现，而有症状的囊腔类肺癌一般也是无特异性的症状，如咳嗽、咳痰、胸痛、咯血等。极少数病例中可因囊腔破裂引起气胸为首发表现。

该类型肺癌主要的 CT 表现为肺部孤立或多发的囊性病灶，时而伴有实性或磨玻璃病灶，也有小部分表现为单纯囊性病灶，多位于肺野的周围。除了具有一般周围型肺癌的征象（分叶征、毛刺征、胸膜凹陷征、血管集束征等）外，还具有囊腔内壁毛糙、囊内分隔、壁结节等特异性的 CT 表现。国内研究者则根据病灶的密度进行分为 4 型：Ⅰ型，囊腔为主型；Ⅱ型，囊性与磨玻璃结节混合型；

Ⅲ型，囊性与实性结节混合型；Ⅳ型，囊性与磨玻璃及实性结节混合型。

由于它的囊壁一般较薄，普通经皮穿刺活检和经支气管活检很难获得足够的标本，此外，穿刺为有创性的检查，可能会导致肿瘤的破裂和气胸。而且大多数囊腔类肺癌是外周性的，因此痰细胞学检查敏感性较差。这都为术前诊断造成了困难。

【诊疗过程】

以下为本例患者的诊疗过程。

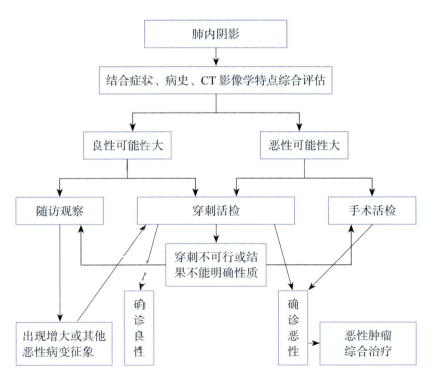

参考文献

[1] Guo J, Liang C, Sun Y, et al. Lung cancer presenting as thin-walled cysts: An analysis of 15 cases and review of literature [J]. *Asia Pac J Clin Oncol*, 2016,12(1):e105−e112.

[2] Fintelmann F J, Brinkmann J K, Jeck W R, et al. Lung Cancers Associated With Cystic Airspaces: Natural History, Pathologic Correlation, and Mutational Analysis [J]. *J Thorac Imaging*, 2017,32(3):176−188.

[3] Qi Y, Zhang Q, Huang Y, et al. Manifestations and pathological features of solitary thin-walled cavity lung cancer observed by CT and PET/CT imaging [J]. *Oncol Lett*, 2014, 8(1):285−290.

[4] Xue X, Wang P, Xue Q, et al. Comparative study of solitary thin-walled cavity lung cancer with computed tomography and pathological findings [J]. *Lung Cancer*, 2012,78(1):45−50.

[5] 望云, 刘士远, 范丽, 等. 含薄壁囊腔周围型肺癌的 CT 特征及病理基础分析 [J]. 中华放射学杂志, 2017, 51(2).

[6] Snoeckx A, Reyntiens P, Carp L, et al. Diagnostic and clinical features of lung cancer associated with cystic airspaces [J]. *J Thorac Dis*, 2019,11(3):987−1004.

[7] 于晶, 王亮, 伍建林, 等. 周围型肺癌伴薄壁空腔的 CT 表现与征象分析 [J]. 中华放射学杂志, 2015,49(2):99−102.

[8] Mascalchi M, Attinà D, Bertelli E, et al. Lung cancer associated with cystic airspaces [J]. *J Comput Assist Tomogr*, 2015,39(1):102−108.

[9] Hwang D H, Sholl L M, Rojas-Rudilla V, et al. KRAS and NKX2−1 Mutations in Invasive Mucinous Adenocarcinoma of the Lung [J]. *J Thorac Oncol*, 2016,11(4):496−503.

[10] Boland J M, Maleszewski J J, Wampfler J A, et al. Pulmonary invasive mucinous adenocarcinoma and mixed invasive mucinous/nonmucinous adenocarcinoma-a clinicopathological and molecular genetic study with survival analysis [J]. *Hum Pathol*, 2018,71:8−19.

[11] 黄承路, 韩少辉, 徐苏琴, 等. 原发性肺黏液腺癌的研究进

展 [J]. 实用肿瘤学杂志 , 2017, 31(05):463–467.

[12] 聂凯 , 于红 , 刘士远 , 等 . 原发性肺浸润性黏液腺癌 CT 征象及病理特点 [J]. 实用放射学杂志 , 2018,34(9):1335–1338.

[13] Gow C H, Hsieh M S, Liu Y N, et al. Clinicopathological Features and Survival Outcomes of Primary Pulmonary Invasive Mucinous Adenocarcinoma [J]. *Cancers (Basel)*, 2021,13(16).

[14] Kim D H, Bae S Y, Na K J, et al. Radiological and clinical features of screening-detected pulmonary invasive mucinous adenocarcinoma [J]. *Interact Cardiovasc Thorac Surg*, 2022, 34(2):229–235.

[15] Matsui T, Sakakura N, Koyama S, et al. Comparison of Surgical Outcomes Between Invasive Mucinous and Non-Mucinous Lung Adenocarcinoma [J]. *Ann Thorac Surg*, 2021,112(4):1118–1126.

病例 27　CT 表现为囊腔型病变的肺浸润性黏液腺癌

病例 28
硬化性肺细胞瘤患者的诊治

病例符合硬化性肺细胞瘤的典型临床特点，但术前经气管镜检查、胸部CT等检查均难以将其与周围型肺癌鉴别，经反复与患者及家属充分沟通知情，采取手术治疗、行局部切除手术，最终确诊为良性肿瘤。

【病例介绍】

患者女性，33岁。体检发现右肺门占位1个月。

1. 现病史 患者1个月前因健康体检发现右肺门增大，无发热，无咳嗽咳痰，无咯血，无胸闷憋气，无心慌胸痛，无乏力盗汗等自觉不适。来我院门诊行增强CT检查报告右上肺门旁结节，大小2.9cm×2.5cm，考虑Castleman病（可能），为进一步诊治收住入院。

2. 既往史 否认既往基础疾病史、手术史、外伤史，否认烟酒史。

3. 家族史 否认肿瘤家族史。

4. 体格检查 一般情况良好，营养良好，浅表淋巴结未及肿大。双肺呼吸音清，未闻及干湿啰音。心律齐，各瓣膜听诊区未闻及杂音。腹平软，无明显压痛反跳痛及肌紧张，未触及包块，肝脾肋下未及。

5 诊疗经过 入院后完善全身检查。血常规、肝肾功能、肿瘤标志物五项、CA 三项均正常。TB-SPOT 阴性。气管镜检查未见异常。灌洗液及刷检细胞学未见癌瘤细胞。右肺上叶前段支气管黏膜活检示支气管黏膜组织及肺组织慢性炎症，并见渗出。头部 CT、腹部 CT 及全身骨显像未见其他恶性病变征象。

胸部增强 CT（图 28-1）：右上肺门纵隔旁软组织密度不规则结节影，大小约 2.9cm×2.5cm，边界清晰，边缘光滑锐利，右肺上叶前段支气管管壁增厚，右上肺静脉及右上肺动脉局部显示不清，增强扫描动脉期病变内可见血管影，静脉期强化明显，密度较均匀；双肺散在索条、微结节影。双侧各叶、段支气管开口畅。纵隔未见明显肿大淋巴结。双侧胸膜局限增厚。心脏及大血管形态比例未见异常。

入院诊断：右上肺门旁结节，Castleman 病（可能）。

经科内讨论，临床诊断考虑良性可能，恶性待除外，因病变位置贴近大血管，无法行穿刺活检明确病理诊断，向患者说明病情，患者同意无病理诊断情况下行病变活检/切除术。

胸腔镜下探查见病变位于右肺上叶内肺门处，上肺静脉后方，直径大小约 3cm，质中等，周围型。

行 VATS 辅助小切口右上肺叶肿物切除＋肺修补术。

术中冰冻病理结果回报：（右肺门肿物）梭形细胞肿瘤，倾向间叶源性，偶见核分裂，确切诊断需待石蜡切片及免疫组织化学。

向家属交代病情，家属经过慎重考虑，拒绝进一步行肺叶切除。

术后病理：（右肺门肿物）硬化性肺细胞瘤，部分区域梭形细胞变，偶见核分裂。

免疫组织化学：CK pan（上皮细胞＋），TTF-1（＋），Napsin-A（上皮细胞＋），P40（－），CK5/6（－），EMA（上皮及间质细胞＋），Vimentin（间质＋），Ki67（约 1%），CEA（局灶上皮＋）。

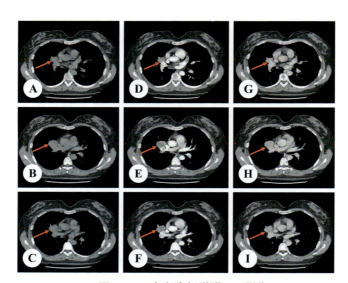

▲ 图 28-1　患者胸部增强 CT 影像

A、B、C 为平扫相；D、E、F 为动脉相；G、H、I 为静脉相

患者术后恢复情况良好。随访 2 年，未见肿瘤复发征象。

【难点分析】

本病例为年轻女性，体检发现病变，无自觉症状；CT 表现为软组织密度不规则结节影，边界清晰，边缘光滑锐利，增强扫描动脉期病变内可见血管影，静脉期强化明显，密度较均匀。由于病变位于肺门旁，术前穿刺活检风险大。术中冰冻病理提示梭形细胞肿瘤，倾向间叶源性，偶见核分裂。各项检查均提示病变为良性可能，恶性不能完全除外。经与患者家属充分沟通，决定仅行局部切除手术。最终确诊为良性，患者恢复情况及预后良好。

病变性质的确定以及术式的选择为本病例的难点，需要临床科室与影像科、病理科共同讨论分析，并与患者及家属进行充分的沟通知情，从而做出手术决策。

【专家点评】

硬化性肺细胞瘤（pulmonary sclerosing pneumo-cytoma，PSP）是一种少见的肺部良性肿瘤，为原始肺上皮细胞来源。过去曾命名为硬化性肺血管瘤（pulmonary sclerosing haemangioma，PSH），2015 年 WHO 将其正式更名为硬化性肺细胞瘤，定义为肺部良性肿瘤，归为"腺瘤"类。

多见于中年女性，发病高峰为 40—60 岁。临床上多数无症状，多于胸部体检时无意发现。肿瘤体积扩大、周围组织受压，可能出现胸痛、咳嗽、咯血、呼吸困难等非特异性症状。

影像学常表现为孤立性结节或肿块，圆形或类圆形，通常位于肺野外周，多发于双肺下叶，边缘光滑，无毛刺，密度均匀，少见钙化、坏死或囊性变，不均匀强化，少数病例可能会有钙化。

确诊后多主张积极手术治疗，主要原因有：与周围型肺癌不易鉴别；具有一定恶性潜能；肿瘤进行性增大可能出现周围组织压迫。术式包括肺楔形切除、肺段切除或肺叶切除。局部切除与肺叶切除对患者预后未见明显差异，不推荐常规行系统性淋巴结清扫，若发现淋巴结肿大或术中不能排除肺癌者可考虑。

尽管 PSP 被定义为良性肿瘤，但近年来国内外文献均不乏关于 PSP 合并淋巴结转移甚至远处转移的病例报告。有学者认为其具有低度恶性潜能。但复发、淋巴结转移、远处转移对患者总生存的影响仍有待研究。没有证据支持术后需要辅助治疗，但建议长期随访以防复发。

【病种介绍】

硬化性肺细胞瘤（PSP）是一种较为罕见的肺部肿瘤。多见于中年女性，发病高峰为 40—60 岁。

临床上多数无症状，多于胸部体检时无意发现。肿瘤体积扩大、周围组织受压，可能出现胸痛、咳嗽、咯血、呼吸困难等非特异性症状。

影像学常表现为孤立性结节或肿块，圆形或类圆形，通常位于肺野外周，多发于双肺下叶，边缘光滑，无毛刺，密度均匀，少见钙化、坏死或囊性变，不均匀强化，少数病例可能会有钙化。典型CT征象如下。①晕征，病变周围出现斑片状磨玻璃影，可能与病灶边缘出血有关，或肿瘤沿Ⅱ型肺泡上皮播散有关；②血管贴边征，增强扫描中肿块压迫周围血管，导致肿块边缘可见弧形或结节状强化的血管断面影；③空气新月征，病灶周围形成新月形透亮影，机制不明；④跨裂征，PSP多位于叶间裂附近，机制不明　⑤假包膜征，肿块周围与正常肺实质之间存在类似包膜样结构。在PET-CT中PSP病灶常呈轻度至中度摄取。有学者认为PSP高摄取可能与其潜在低度恶性有关。

PSP为原始肺上皮细胞来源，上皮膜抗原EMA，甲状腺转录因子TTF-1和表面活性蛋白B（SPB）高表达（TTF-1和SPB为肺泡上皮的特征性抗原）。2015年WHO将其正式更名为硬化性肺细胞瘤，定义为肺部良性肿瘤，归为"腺瘤"类。PSP在组织病理学上由2种细胞构成：上皮样细胞和圆形细胞。镜下病变有4种基本组织学结构：乳头状、硬化性、出血性和实性结构，乳头状结构为主要类型，大部分 PSP 由两种或以上结构以不同比例混合而成。

尽管 PSP 被定义为良性肿瘤，但近年来国内外文献报道有多发性、淋巴结转移甚至远处转移，这提示 PSP 具有潜在恶性倾向，然而复发、淋巴结转移、远处转移似乎不会对患者总生存产生影响。

确诊后多主张积极手术治疗，主要原因：与周围型肺癌不易鉴别；具有一定恶性潜能；肿瘤进行性增大可能出现周围组织压迫。术式包括肺楔形切除、肺段切除或肺叶切除，术前术中不能排除肺癌者加做纵隔淋巴结清扫。有文献提出 PSP 有低度恶性潜能，因此不建议行单纯肿瘤剔除术。局部切除与肺叶切除对患者预后未见明显差异，不推荐常规行系统性淋巴结清扫，若发现淋巴结肿大可考虑。没有证据支持术后需要辅助治疗，但建议长期随访以防复发。

【诊疗过程】

以下为本例患者的诊疗流程。

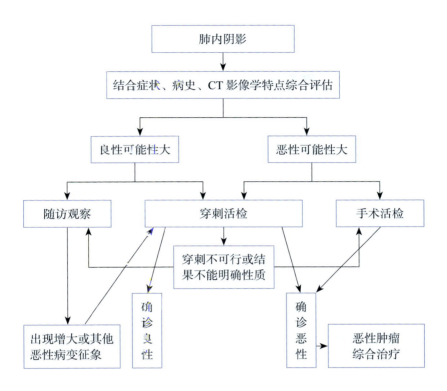

参考文献

[1] Travis W D, Brambilla E, Nicholson A G, et al. The 2015 World Health Organization Classification of Lung Tumors: Impact of Genetic, Clinical and Radiologic Advances Since the 2004 Classification [J]. *J Thorac Oncol*, 2015,10(9):1243–1260.

[2] Lovrenski A, Vasilijevi M, Panjkovi M, et al. Sclerosing Pneumocytoma: A Ten-Year Experience at a Western Balkan University Hospital [J]. *Medicina (Kaunas)*, 2019,55(2).

[3] Devouassoux-Shisheboran M, Hayashi T, Linnoila R I, et al. A cliniccpathologic study of 100 cases of pulmonary sclerosing hemangioma with immunohistochemical studies: TTF-1 is

expressed in both round and surface cells, suggesting an origin from primitive respiratory epithelium [J]. *Am J Surg Pathol*, 2000,24(7):906–916.

[4] Yang C H, Lee L Y. Pulmonary sclerosing pneumocytoma remains a diagnostic challenge using frozen sections: a clinicopathological analysis of 59 cases [J]. *Histopathology*, 2018,72(3):500–508.

[5] Chen B, Gao J, Chen H, et al. Pulmonary sclerosing hemangioma: a unique epithelial neoplasm of the lung (report of 26 cases) [J]. *World J Surg Oncol*, 2013,11:85.

[6] Park J S, Kim K, Shin S, et al. Surgery for Pulmonary Sclerosing Hemangioma: Lobectomy versus Limited Resection [J]. *Korean J Thorac Cardiovasc Surg*, 2011,44(1):39–43.

[7] 万影, 蒋莉莉. 伴淋巴结转移或远处转移的硬化性肺细胞瘤的临床病理及分子遗传学特征 [J]. 中华病理学杂志, 2022,51(12):1284–1287.

[8] 黄雁峰, 高小卓. 30 例肺硬化性肺细胞瘤临床病理特征分析 [J]. 大连医科大学学报, 2022,44(02):125–131.

[9] Kim M K, Jang S J, Kim Y H, et al. Bone metastasis in pulmonary sclerosing hemangioma [J]. *Korean J Intern Med*, 2015,30(6):928–930.

[10] 展翔宇, 王佳琪, 周进学, 等. 肺硬化性血管瘤肝转移一例并文献复习 [J]. 中华肝脏外科手术学电子杂志, 2017,6(01): 50–53.

病例 29
胸腔巨大纵隔肿瘤侵及上腔静脉

【病例介绍】

患者女性，50岁，活动后胸闷、憋气半年余。

1. 现病史 患者半年前无明显诱因出现活动后胸闷，行中医治疗后效果不佳。3个月前行胸部CT检查考虑：胸腺瘤并纵隔淋巴结肿大，2个月前出现头面部水肿。患者目前无咳嗽、咳痰，无声音嘶哑，无盗汗。

2. 既往史 20年前行"腹壁神经鞘瘤"手术，8年前因"子宫肌瘤"行"子宫切除术"，6年前行"下肢静脉曲张手术"。查体发现"慢性胆囊炎"病史8年，未治疗。

3. 家族史 无特殊。

4. 体格检查 头面部水肿，胸壁静脉曲张，胸廓对称，呼吸运动正常，肋间隙正常。无胸膜摩擦感，双肺呼

纵隔肿物往往起病隐匿，发现时病变范围可能很广泛，手术切除困难。需要强大的胸外科、麻醉科及ICU的配合才有可能保证手术的开展及术后的平稳度过。

吸音清晰，未闻及干、湿啰音。心前区无局部隆起，心尖冲动位于第 5 肋间，左锁骨中线内侧 1cm。未触及心前区震颤，无心包摩擦感，心浊音界无扩大，叩诊正常，心率 77 次 / 分，律齐，各瓣膜听诊区未及病理性杂音。

5. 化验检查　入院后查血常规、肝肾功能、血钾钠氯离子等未见异常。心电图未见明显异常。肺功能：FEV_1 2.37，FEV_1/FVC 72.43%，MVV 98.29。气管镜未见异常。胸部增强 CT：前纵隔软组织肿块及结节，病变互相融合，范围约 44mm × 34mm，其内可见钙化，上腔静脉走行区见类圆形低密度区，与前纵隔肿块关系密切，考虑合并上腔静脉瘤栓可能。双肺炎性病变。头 CT、肝胆胰脾双肾超声、骨扫描等未见远处转移。

6. 诊疗经过　入院后完善检查，于 2013 年 12 月 26 日在全麻下行正中劈胸纵隔肿瘤切除 + 上腔静脉及双侧无名静脉部分切除人工血管置换 + 心包部分切除补片，术后在 ICU 给予呼吸机支持、抗感染、营养支持等治疗，患者病情逐渐恢复平稳，返回外科，最后好转出院。

术后病理：（纵隔肿物）胸腺瘤（B1 型），侵及上腔静脉，符合 I 型恶性胸腺瘤。淋巴结：前纵隔（0/4），后纵隔（0/4）淋巴结慢性炎。

胸部 CT 检查结果见图 29-1。

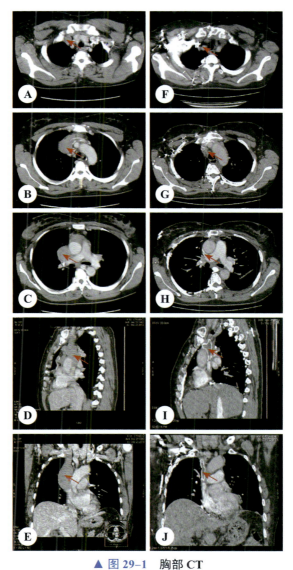

▲ 图 29-1 胸部 CT

A 至 E. 术前影像；F 至 J. 术后复查影像，可见置换的
人工血管

【难点分析】

1. 术前放射科医师会诊意见　患者前纵隔巨大肿物合并上腔静脉内瘤栓形成，考虑胸腺瘤可能性大。患者肿瘤周边血管丰富，如行 CT 引导下穿刺，出血风险极大，目前不宜穿刺检查。如有可能，以手术为获得病理手段。

2. 肿瘤内科及放疗科会诊意见　即使穿刺明确病理，如行放疗或化疗，瘤栓坏死脱落可能性大大增加，如瘤栓脱落进入心脏，必会导致肺栓塞或其他部位栓塞，危及生命，因此，不建议行放疗或化疗。

3. 胸外科科室内谈论意见　患者上腔静脉梗阻严重，目前考虑胸腺瘤可能性大，即使患者为淋巴瘤等可能影响全身的肿瘤，为缓解胸闷呼吸困难等症状，也可行纵隔肿瘤切除。

与患者及家属详细交流病情，患者及家属积极要求手术，表示发生一切后果自负。

术前手术团队经讨论后，认为手术中应注意以下几点：①患者长期上腔静脉梗阻，大脑已处于缺氧状态，术中行上腔静脉置换需阻断上腔静脉血供，进一步加重大脑缺氧，影响术后苏醒，因此上腔静脉阻断时间尽量做到最小；②患者术中瘤栓脱落可能导致肺栓塞或其他气管栓塞危及生命，因此术中须控制瘤栓远近心端；③阻断上腔静脉近心端时，尽可能避开窦房结及心电传导通路，防止发生心搏骤停或心律失常；④患者肿瘤大，侵袭范围广，术中注意保护双侧膈神经，已避免影响术后呼吸功能；⑤预计术中出血较多，术前备血要充足；⑥术中行人工血管置换可能性大，术中即开始注意抗凝，防治血栓形成。

【专家点评】

胸外科　胸腺上皮恶性肿瘤的 R_0 切除是影响预后的最重要因素，因此 Masaoka-Koga Ⅲ 期胸腺上皮肿瘤多合并受累器官的切除，如纵隔胸膜、心包、肺、上腔静脉系统血管。其中，上腔静脉系统血管受累时切除后重建是关键技术环节，需根据受累的部位及范围采取个体化方案。血管成形：SVC 直径受累<1/3，直接切除或修补；SVC 直径受累 1/3～1/2，心包补片；左右无名静脉受累但未累及根部 – 直接切除，无名静脉，不必重建（除非对侧颈内静脉已切除或结扎）。血管置换：SVC 受侵大于全周 1/2；同时合并双侧无名静脉受侵；单侧无名静脉受侵，可行置换或予以结扎；多数学者选择单侧无名静脉与上腔静脉吻合，选择 RIV-SVC 模式。也可行双支血管置换或 Y 形血管置换。本例患者，肿瘤侵及上腔静脉及左右无名静脉，切除上腔静脉及部分左右无名静脉，行 Y 形人工血管置换，术后近期通畅良好。

上腔静脉内瘤栓的控制尤其重要，瘤栓脱落可导致急性肺动脉栓塞，严重时可能危及生命。因此

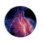
在第一时间阻断上腔静脉近心端，妥善处理栓子是手术成功的关键环节之一。本例患者在第一时间打开心包，在肿瘤近心端阻断上腔静脉。远端纵向切开上腔静脉，完整取出栓子。另外，SVCS 患者长期血流瘀滞，左右无名静脉远端血管内可能有血栓形成，术前应行颈血管 B 超明确血管情况。术中如果发现静脉远端血液回流不畅，因进一步明确原因，我们中心的经验是应用小儿尿管深入远端，水囊适量充水后拖出远端栓子。

【病种介绍】

纵隔位于胸部两侧肺之间，内有心脏、主动脉等许多重要器官，可发生多种肿瘤及囊肿。

一般而言，纵隔肿瘤阳性体征不多，其症状与肿瘤大小、部位、生长方式、质地、性质等有关，良性肿瘤生长缓慢，可生长到相当大尚无症状或很轻微，相反，恶性肿瘤侵犯程度高，进展迅速，可在较小时已出现症状，常见症状有胸痛、胸闷、咳嗽、头面部水肿、一侧面部无汗、吞咽困难等，此外，还可出现一些与肿瘤性质相关的特异性症状：如随吞咽上下运动为胸骨后甲状腺肿，咳出头发样细毛或豆腐渣样皮脂为破入肺内的畸胎瘤；伴重症肌无力者为胸腺瘤等。

纵隔肿瘤行胸部透视或胸片难以发现，怀疑纵隔疾病宜及早行胸部 CT 或 MRI 检查。

除恶性淋巴源性肿瘤适用放疗外，绝大多数原发性纵隔肿瘤只要无其他禁忌证，均应外科治疗。即使良性肿瘤或囊肿毫无症状，由于会逐渐长大，压迫邻近器官，甚至出现恶变或继发感染，因而均以采取手术为宜。恶性纵隔肿瘤若已侵入邻近器官无法切除或已有远处转移，则禁忌手术而可根据病理性质给予放疗或化学药物治疗。

【诊疗过程】

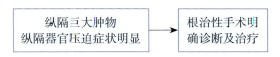

参 考 文 献

[1] 王晓彬，韩毅. 巨大纵隔肿瘤的外科治疗 [J]. 中国医刊，2012，47(11):79-81

[2] 许绍发，刘志东，秦明，等. 血管外科技术在胸部肿瘤外科中的应用 [J]. 中华结核和呼吸杂志，2003, 26(11):693-696.

附 录

常用缩略语中英对照

缩略语	英文全称	中文全称
ALK	anaplastic lymphoma kinase	间变性淋巴瘤激酶
ALK-TKI	anaplastic lymphoma kinase-tyrosine kinase inhibitor	间变性淋巴瘤激酶 – 酪氨酸激酶抑制药
ANA	antinuclear antibody	抗核抗体
Bcl-2	B-cell lymphoma-2	B 淋巴细胞瘤 –2 基因
BEV	Bevacizumab	贝伐珠单抗
CBCT	cone beam computer tomography	锥形束计算机断层扫描
CEA	carcinoembryonic antigen	癌胚抗原
cfDNA	circulating free DNA	循环游离 DNA
cMET	cell metastasis related gene	细胞间质上皮转换因子
CPR	complete pathologic response	病理完全缓解
CRT-D	cardiac resynchronization therapy-defibrillator	心脏再同步化治疗除颤器
CT	computed tomography	计算机断层扫描
CTCAE	Common Terminology Criteria for Adverse Events	不良事件通用术语评价标准

DFS	disease-free survival	无进展生存期
DoR	suration of response	缓解持续时间
DRESS	drug reaction with eosinophilia and systemic symptoms	伴嗜酸性粒细胞增多和系统症状的药疹
EBUS	endobronchial ultrasound	超声支气管镜
EGFR	epidermal growth factor receptor	表皮生长因子受体
EGFR E19-DEL	epidermal growth factor receptor exon 19 deletion	表皮生长因子受体外显子 19 缺失突变
EGFR L858R	epidermal growth factor receptor exon21 p.Leu858Arg	EGFR 第 21 号外显子 p.Leu858Arg
EGFR 19-DEL	epidermal growth factor receptor exon 19 deletion	表皮生长因子受体外显子 19 缺失突变
EGFR T790M	epidermal growth factor receptor exon20 p.Thr790Met	EGFR 第 20 号外显子 p.Thr790Met
EGFR-TKI	epidermal growth factor receptor-tyrosine kinase inhibitor	表皮生长因子受体酪氨酸激酶抑制药
EMA	epithelial membrane antigen	上皮膜抗原
ESR	erythrocyte sedimentation rate	红细胞沉降率
FEV1	forced expiratory volume in the first second	第 1 秒用力呼气量
FEV1/FVC	forced expiratory volume in the first second/forced vital capacity	用力肺活量
FGFR1	fibroblast growth factor receptor 1	成纤维细胞生长因子受体 1

G-CSF	granulocyte colony stimulating factor	粒细胞集落刺激因子
GFAP	glial fibrillary acidic protein	神经胶质细胞原纤维酸性蛋白
GGN	ground-glass nodule	肺磨玻璃结节
Her-2	human epidermal growth factor receptor 2	人表皮生长因子受体2
HR	hazard ratio	风险比
ICI	immune checkpoint inhibitor	免疫检查点抑制药
IGF1R	insulin-like growth factor 1 receptor	胰岛素样生长因子1受体
IHC	immunohistochemistry	免疫组织化学
ILD	interstitial lung disease	间质性肺病
IMRT	intensity modulated radiation therapy	调强放射治疗
irAE	immune-related adverse event	免疫治疗相关不良反应
KRAS	Kristen rat sarcoma viral oncogene	鼠类肉瘤病毒癌基因
MDT	multi-disciplinary team	多学科协作组
MET	mesenchymal-epithelial transition factor	间质-上皮细胞转化因子
MPR	major pathologic response	病理显著缓解
MVV	maximal voluntary ventilation	最大通气量
NGS	next generation sequencing	二代测序
NSCLC	non-small cell lung cancer	非小细胞肺癌

NSE	neuron specific enolase	神经元特异性烯醇化酶
OS	overall survival	总生存期
PCR	polymerase chain reaction	聚合酶链式反应
PD	progressive disease	疾病进展
PD-1	programmed death-1	程序性死亡受体1
PD-L1	programmed cell death-ligand 1	程序性死亡受体配体1
PET-CT	positron emission tomography-computed tomography	正电子发射计算机体层显像仪
PFS	progression-free survival	无进展生存期
po	peros	口服
PPIMA	primary pulmonary invasive mucinous adenocarcinoma	肺浸润性黏液腺癌
PR	partial response	部分缓解
pro-GRP	pro-gastrin-releasing peptide	胃泌素释放肽前体
PS	performance status	功能状态评分
PSH	pulmonary sclerosing haemangioma	硬化性肺血管瘤
PSP	pulmonary sclerosing pneumocytoma	硬化性肺细胞瘤
RIV-SVC	right innominate vein-Superior vena cava	右无名静脉－上腔静脉
ROS	reactive oxygen species	活性氧
rpob	RNA polymerase beta subunit	核糖核酸聚合酶β基因

SABR	stereotactic ablative radiation therapy	立体定向消融放射治疗
SBRT	stereotactic body radiation therapy	体部立体定向放射治疗
SCC	squamous cell carcinoma antigen	鳞状上皮癌细胞抗原
SCLC	small cell lung cancer	小细胞肺癌
SCORTEN	score of toxic epidermal necrolysis	中毒性表皮坏死松解症评分
SD	stable disease	疾病稳定
SIB-WBRT	simultaneous integrated boost whole-brain radiation therapy	同步加量全脑放射治疗
SPB	surfactant protein B	表面活性蛋白 B
SRS	stereotactic radiosurgery	立体定向放射
SRT	stereotactic radiotherapy	序贯立体定向放射治疗
Steve-John 综合征	Stevens-Johnson syndrome	Stevens-Johnson 综合征
SVC	superior vena cava	上腔静脉
SVCS	superior vena cava syndrome	上腔静脉压迫综合征
Sweet 综合征	Sweet syndrome	急性发热性嗜中性皮肤病
TBLB	transbronchial lung biopsy	经支气管镜肺活检术
TB-PCR	tuberculosis-polymerase chain reaction	结核杆菌聚合酶链式反应

TB-SPOT	T-SPOT.TB	结核感染 T 细胞斑点试验
TKI	tyrosine kinase inhibitor	酪氨酸激酶抑制药
TP53	tumor protein P53	肿瘤蛋白 P53 重组蛋白
TPO	thrombopoietin	血小板生成素
TPS	tumor cell proportion score	肿瘤细胞比例评分
TTF-1	thyroid transcription factor-1	甲状腺转录因子 –1

首都医科大学附属北京胸科医院
肿瘤中心介绍

首都医科大学附属北京胸科医院于 1955 年建院，位于北京城市副中心，是副中心唯一一家集医疗、科研、教学和预防为一体的院所合一的三级甲等胸部肿瘤和结核病专科医院，是首都医科大学第十临床医学院，也是全国最早进行肺移植手术的单位和最早建立肺癌细胞系的研究单位。1986 年经卫生部批准，肿瘤内科最早称为卫生部部属临床抗肿瘤药物药理基地，承接国际和国内多中心新药临床研究，1999 年更名为"国家药物临床研究机构"。国家首批硕士和博士授予点。肿瘤科相关科室有 150 余名医务人员具备国家级 GCP 证书，16 人具有临床研究主要研究者（PI）资质。设有嵌入式研究型病房和独立的 I 期研究型病房，已开展了 200 余项 I–IV 期肺癌新药的临床研究，具有丰富的管理和执行经验，完成的临床研究质量高。

肿瘤相关临床和基础科室齐全，包括肿瘤内科、胸外科、研究型病房、放疗科、病理科、核医学科、医学影像科、气管镜室、麻醉科、呼吸与危重症医学科、重症医学科、中医康复科、流行病学教研室、肿瘤研究中心、胸外科实验室、生物样本库、转化研究中心和临床研究中心等，涵盖了胸部肿瘤防控、诊疗、康复、基础研究及转化研究等不同领域。肿瘤相关床位 511 张，95% 以上为胸部肿瘤患者，如肺癌、食管癌、乳腺癌等。北京健康促进会肺癌诊疗委员会肺癌早筛早诊早治分会主任委员单位。国家癌症中心授予的首批肺癌规范诊疗质量控制试点单位。北京市市属医院中肺癌单病种诊治人数最高、胸外手术量最多的医疗机构。

借助北京胸科医院院所合一的优势，医院"强专科，精综合"的发展理念，Ⅲ期非小细胞肺癌患者达到 100% 的 MDT 会诊率。肿瘤专业充分利用远程会诊、肿瘤 MDT、生物样本库、药物临床试验机构、肿瘤研究中心、转化实验室和转化中心等平台，围绕癌症早筛早诊早治、手术、放疗、免疫治疗、靶向治疗、联合治疗、支持治疗等综合治疗手段，形成以临床诊疗、临床研究、转化和基础研究为一体的胸部肿瘤临床诊疗和转化的综合体系；利用肺癌专病医联体平台、国家和区域肺癌质控中心建成涵盖胸部肿瘤疾病宣教、筛查、诊治、康复和随访全链条的肿瘤患者全程化、规范化、一体化管理体系。

本病例集的出版，不仅是对首都医科大学附属北京胸科医院肿瘤学科建设成就的总结与展示，更是对未来肿瘤防治事业的期许与展望。在 70 年院庆到来之际，在医院全体同仁的共同努力下，肿瘤防治事业必将迎来更加辉煌的明天，也期待更多的同行与学者加入肿瘤防治工作中来，共同为人类的健康福祉贡献智慧与力量。

相 关 图 书 推 荐

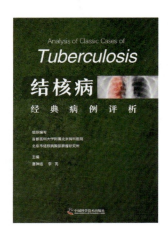

主编　唐神结　李　亮
定价　99.00 元

　　本书由首都医科大学附属北京胸科医院组织结核病领域的一线专家联合编写，精选了一系列结核病及相似相关疾病中的代表性病例，对诊断、治疗及预防进行了分析与讨论，不仅详述了疾病的不同表现形式、误诊情况、病理结果、治疗过程及最终确诊方法，还介绍了新近研究成果和临床实践经验，有助于读者理解结核病的多样性与复杂性。本书病例真实，条理清晰，阐释全面，可为专业医务工作人员提供实用参考，有助于了解掌握新诊疗技术，为结核病防治工作做出贡献。

出版社官方微店